Md. Moniruzzaman

Comparação do Perfil Clínico e Angiográfico Coronário entre Jovens

Md. Moniruzzaman

Comparação do Perfil Clínico e Angiográfico Coronário entre Jovens

ScienciaScripts

Imprint

Any brand names and product names mentioned in this book are subject to trademark, brand or patent protection and are trademarks or registered trademarks of their respective holders. The use of brand names, product names, common names, trade names, product descriptions etc. even without a particular marking in this work is in no way to be construed to mean that such names may be regarded as unrestricted in respect of trademark and brand protection legislation and could thus be used by anyone.

Cover image: www.ingimage.com

This book is a translation from the original published under ISBN 978-620-2-08070-5.

Publisher:
Sciencia Scripts
is a trademark of
Dodo Books Indian Ocean Ltd. and OmniScriptum S.R.L publishing group

120 High Road, East Finchley, London, N2 9ED, United Kingdom
Str. Armeneasca 28/1, office 1, Chisinau MD-2012, Republic of Moldova, Europe
Printed at: see last page
ISBN: 978-620-8-02037-8

ÍNDICE DE CONTEÚDOS

Capítulo 1   4

Capítulo 2   7

Capítulo 3   21

Capítulo 4   24

Capítulo 5   32

Capítulo 6   36

RECONHECIMENTO

Dr. Fazila Tun-Nesa Malik, MBBS, FCPS, MRCP(UK), ERCP(EDIN), FACC, FSCAI, Commonwealth Scholar in Cardiology (UK), Chief consultant Cardiologist, National Heart Foundation Hospital & Research Institute, Dhaka, Bangladesh, pela sua gentil autorização para selecionar este tópico, pela orientação constante e pela valiosa sugestão para completar esta tese metodicamente. Estou igualmente grato ao Professor Nacional Brigadeiro (Rtd.) Abdul Malik, MBBS, MRCP, FcPs, FRCP, FACC, Secretário-Geral do National Heart Foundation Hospital & Research Institute, Dhaka, Bangladesh, pelas suas críticas construtivas, orientação e inspiração durante o período de estudo.

Exprimi a minha gratidão ao Prof. Dr. Nazir Ahmed, Prof. Dr. M. Badiuzzaman, Prof. Sohel Reza Choudhury, Prof. Tuhin Haque, Asso. Prof. Dr. Mir Nesaruddin Ahmed, Asso. Prof. Dr. Dhiman Banik, Asso. Prof. Dr. Ashok Kumar Dutta, Asso. Dr. Md. Kabiruzzaman, Asso Prof. Dr. Habibur Rahman, National Heart Foundation Hospital & Research Institute, Dhaka, pela sua cooperação e aconselhamento técnico durante o meu trabalho.

Dr. M. Maksumul Haq, Chief Consultant Cardiologist, Ibrahim Cardiac Hospital & Research Institute, Dhaka & Prof. Dr. Md. Saiful Islam, Head of Cardiology, Khwaja Yunus Ali Medical College & Hospital, Sirajgonj pelos seus valiosos conselhos e apoio moral durante todo o tempo.

Agradeço humildemente a todos os meus professores, colegas, amigos, bibliotecários e outras pessoas do NHFHRI pela sua cooperação permanente.

Devo exprimir a minha profunda gratidão, os meus melhores cumprimentos e o meu reconhecimento aos meus queridos pais por terem feito tudo o que estava ao meu alcance para me tornarem capaz de realizar este estudo. Expresso também a minha gratidão à minha mulher, Dra. Anar Koli, pelo seu apoio moral constante.

Por último, mas não menos importante, gostaria de expressar os meus agradecimentos a todos os doentes do meu estudo pelo seu consentimento e cooperação.

Dr. Md. Moniruzzaman

RESUMO

Antecedentes:
A síndrome coronária aguda é uma doença devastadora porque uma pessoa saudável pode morrer ou ficar incapacitada sem aviso prévio. Se a pessoa afetada for jovem, as consequências trágicas são catastróficas. Foram identificadas diferenças entre os sexos em quase todos os aspectos da doença cardiovascular, incluindo a síndrome coronária aguda.

Objectivos:
O objetivo do presente estudo foi avaliar as diferenças entre jovens (<45 anos) do sexo masculino e feminino com síndrome coronária aguda.

Métodos:
Neste estudo prospetivo observacional, um número total de 115 (75 homens e 40 mulheres) pacientes com idade <45 anos apresentados com síndrome coronária aguda foram inscritos de agosto de 2012 a julho de 2013 para analisar as diferenças de perfil clínico e angiográfico.

Resultados:
A idade média nos homens foi de 36,6±4,8 anos e nas mulheres de 39±3,8 anos. A dor torácica foi a principal caraterística de apresentação em 93,3% dos homens e em 75% das mulheres e as caraterísticas atípicas foram mais frequentes nas mulheres. O tabagismo foi o fator de risco mais comum nos homens e a hipertensão e a diabetes foram significativamente mais elevadas nas mulheres. A angina instável foi diagnosticada em 26,7% dos homens e 42,5% das mulheres, e o STEMI foi diagnosticado em 68% dos homens e 37,5% das mulheres. A média de Troponina I no sexo masculino foi de 21,7±34,2 pg/ml e no sexo feminino de 5,5±8,0 pg/ml. 2,7% e 17,5% tinham doença do tronco da artéria coronária esquerda no sexo masculino e feminino, respetivamente. Em ambos os sexos, a lesão mais comum foi a SVD, seguida da TVD e da DVD. A insuficiência cardíaca e as complicações hemorrágicas foram relativamente mais elevadas no sexo feminino.

Conclusão:
Existem diferenças significativas entre jovens do sexo masculino e feminino com síndrome coronária aguda no que diz respeito à apresentação clínica, factores de risco e perfil angiográfico.

Palavras chave:
Síndrome coronária aguda, adultos jovens, diferenças entre sexos.

1. INTRODUÇÃO

A doença arterial coronária (DAC) é uma importante causa de morte tanto nos homens como nas mulheres. Enquanto as taxas de mortalidade têm vindo a diminuir nas últimas três décadas no Ocidente, estas taxas estão a aumentar progressivamente no Sudeste Asiático. Foi também observado que a DAC tende a ocorrer numa idade mais jovem nos asiáticos do Sudeste Asiático do que noutros grupos, com um envolvimento angiográfico mais grave e extenso (Kumar, et al., 2008). Aproximadamente em cada 34 segundos, um americano sofre um evento coronário (Alan, et al., 2013).

O enfarte agudo do miocárdio (EAM) tem uma apresentação peculiar na população jovem, com caraterísticas etiopatogénicas, anatómicas e prognósticas específicas que os diferenciam dos idosos. Como os doentes jovens com EAM adoecem durante os seus anos de maior produtividade, sofrem consequências psicossociais e económicas ainda mais graves. Assim como o fator idade, o sexo parece influenciar a apresentação clínica do IAM. As mulheres com IAM, além de serem aproximadamente 10 anos mais velhas que os homens, apresentam maior incidência de hipertensão arterial sistêmica, diabetes mellitus, artérias coronárias normais e sinais clínicos de insuficiência cardíaca. (Conti, et al., 2002)

A maioria das síndromes coronárias agudas (SCA) ocorre em indivíduos com idade superior a 45 anos. No entanto, 5-10% dos enfartes do miocárdio (IM) ocorrem em doentes com menos de 46 anos de idade. Embora os enfartes em doentes mais jovens estejam geralmente associados a um prognóstico favorável, o fardo pessoal e social da doença coronária prematura é substancial. (Tungsubutra, et al., 2007)

As causas de enfarte em doentes com menos de 45 anos podem ser divididas em quatro grupos: Doença coronária ateromatosa, Doença coronária não ateromatosa, Estados hipercoaguláveis e enfarte do miocárdio relacionado com o abuso de substâncias. Existe uma sobreposição considerável entre todos os grupos. Esta classificação é arbitrária, mas pode orientar o clínico para uma gestão adequada. (Egred, Viswanathan e Davis, 2005)

Verificou-se que as mulheres e os homens com síndromes coronárias agudas (SCA) têm perfis clínicos e apresentações diferentes, com uma percentagem menor de mulheres do que de homens que apresentam um EAM com elevação do segmento ST (EAMCST), mas mais mulheres que apresentam angina instável (Rosengren, et al., 2004).

Várias condições encontradas apenas em mulheres sugerem diferenças na fisiopatologia da doença vascular isquémica entre os sexos. Estas condições específicas das mulheres incluem a menopausa precoce, a diabetes gestacional, a dissecção vascular periparto, a pré-eclampsia e a eclampsia, a síndrome dos ovários poliquísticos, as crianças com baixo peso à nascença e a hipoestrogenemia hipotalâmica. Vários destes estados, a maioria dos quais ocorre numa idade mais jovem, implicam um risco acrescido de doença cardíaca isquémica (DCI) (Pepine, et al., 2006)

O tabagismo é o fator de risco mais prevalente em doentes jovens. A história familiar positiva de DAC, a hipertrigliceridemia, o LDL.C elevado e o fibrinogénio elevado são também factores de risco coronário significativos e independentes em doentes jovens (Soltani, et al., 2005). Os factores de estilo de vida diferem, sendo as mulheres menos activas e menos propensas a consumir tabaco ou álcool e tendo recebido menos educação do que os homens. A presença de diabetes mellitus conferiu um maior risco nas mulheres do que nos homens. (Carolyn, et al., 2012)

O tabagismo, que tem sido tradicionalmente reconhecido como o fator de risco mais comum para as doenças cardíacas, a obesidade é uma preocupação crescente entre os jovens adultos. A síndrome metabólica e a resistência à insulina foram encontradas em dois terços dos jovens com enfarte do miocárdio. O aumento desproporcionado da prevalência de doenças cardíacas em certos grupos étnicos, como as pessoas de origem asiática e indiana, tem suscitado grande interesse, uma vez que estas pessoas tendem a sofrer de enfarte do miocárdio numa idade mais jovem, para além de apresentarem anomalias mais complexas das artérias coronárias. Verificou-se que o consumo de cocaína é a causa mais comum de apresentação de dor torácica não traumática no serviço de urgência entre os adultos jovens e pode resultar em enfarte na população mais jovem. (Egred, Viswanathan e Davis, 2005)

Vários estudos demonstraram que, nesta população de alto risco, as mulheres são submetidas a cateterismo cardíaco e intervenção coronária percutânea (ICP) com menos frequência do que os homens (Rathore, et al., 2006; Radovanovic, et al., 2007). Mesmo entre as mulheres que se submetem à ICP, elas apresentam uma taxa mais alta de complicações e mortalidade do que os homens (Radovanovic, et al., 2007; Abramson, et al., 2003). A taxa de mortalidade no paciente jovem do sexo masculino foi muito baixa, mas no jovem do sexo feminino é relativamente alta. A frequência de mortalidade é de 1,2% nos jovens do sexo masculino vs. 9,1% nas jovens do sexo feminino (Soltani, et al., 2005)

A DAC é um problema médico e de saúde pública cada vez mais importante e é a principal causa de mortalidade no Bangladesh. Tal como outros sul-asiáticos, os bangladeshianos são indevidamente propensos a desenvolver doença coronária, que tem frequentemente um início prematuro. A fisiopatologia subjacente é mal compreendida. A predisposição genética, a elevada prevalência da síndrome metabólica e os factores de risco convencionais desempenham um papel importante. Os factores relacionados com o estilo de vida, incluindo os maus hábitos alimentares, o excesso de gorduras saturadas e trans, a ingestão elevada de sal e o baixo nível de atividade física podem também ser importantes. Alguns novos factores de risco, incluindo a hipovitaminose D, a contaminação por arsénico na água e nos alimentos e a poluição atmosférica por partículas, podem desempenhar um papel único. (Islam e Majumder, 2013).

No Bangladesh, um estudo anterior revela que a prevalência do tabagismo é mais elevada nos jovens do sexo masculino e que a prevalência da hipertensão e da DM é significativamente mais elevada nas jovens do sexo feminino. A doença de vaso único (DVS) foi a lesão mais comum tanto nos homens como nas mulheres, seguida da doença de vaso duplo (DVD) e da doença de vaso triplo (DVT). (Haque, et al., 2010*)*.

Mortoza (2009), na sua tese (MD- Cardiology) no National Heart Foundation Hospital & Research Institute, Dhaka, intitulada "Coronary Angiographic Profile in Young Patients of Acute Myocardial Infarction" (Perfil angiográfico coronário em doentes jovens de enfarte agudo do miocárdio), constatou que o sexo masculino, a dor torácica, a história familiar positiva de doença coronária e a dislipidemia são factores predominantes nos doentes mais jovens do Bangladesh que sofrem de enfarte agudo do miocárdio. Os doentes mais jovens com enfarte do miocárdio apresentavam taxas mais substanciais de SVD, bem como taxas mais baixas de DVD e TVD.

Neste estudo, foi selecionada a idade de corte de 45 anos para definir uma DAC jovem. A idade de corte de 45 anos tem sido usada na maioria dos estudos para definir pacientes jovens com DAC ou IM e essa mesma idade foi usada neste estudo (Soltani, et al., 2005; Conti, et al. 2002; Huang, et al., 2010)

Este estudo prospetivo observacional foi desenhado para comparar o perfil clínico e angiográfico entre jovens (<45 anos) do sexo masculino e feminino que apresentam síndrome coronária aguda.

HIPÓTESE

Existem diferenças significativas entre os sexos nos doentes jovens (<45 anos) que apresentam uma síndrome coronária aguda.

OBJECTIVOS

Objetivo geral:
Identificar a diferença do perfil clínico e angiográfico coronário entre jovens (<45 anos) do sexo masculino e feminino que apresentaram síndrome coronária aguda.

Objectivos específicos:
- Avaliar o perfil clínico e angiográfico de jovens do sexo masculino (<45 anos) com síndrome coronária aguda.
- Avaliar o perfil clínico e angiográfico de mulheres jovens (<45 anos) com síndrome coronária aguda.

2. REVISÃO DA LITERATURA

EPIDEMIOLOGIA DAS DOENÇAS CARDIOVASCULARES:
A DAC é uma doença devastadora, precisamente porque uma pessoa saudável no auge da vida pode morrer ou ficar incapacitada sem aviso prévio. Felizmente, a incidência de enfarte do miocárdio (IM) e de DAC sintomática em adultos jovens é baixa; a maioria dos estudos mostra que apenas cerca de 3% de todos os casos de DAC ocorrem nesta faixa etária (Klein, et al., 2003). A SCA é uma doença potencialmente fatal e o doente pode morrer ou ficar incapacitado no início da vida. Existem provas documentadas de que os sul-asiáticos desenvolvem DAC a uma taxa mais elevada e também numa idade precoce. Se o indivíduo afetado tiver 40 anos de idade ou menos, as consequências trágicas são catastróficas (Haque, et al., 2010).

A doença coronária é a principal causa de morte em adultos nos Estados Unidos, sendo responsável por 1 em cada 5 mortes. Aproximadamente a cada 26 segundos um americano sofre um evento coronário e aproximadamente a cada minuto alguém morre de um. Cerca de 40 por cento das pessoas que sofrem um ataque coronário morrem. Registam-se cerca de 479 000 mortes coronárias por ano (Vasan, et al., 2008).

A incidência da doença coronária está a diminuir no Reino Unido em todos os grupos etários. A prevalência efectiva da doença foi de 0,5% nos homens e 0,18% nas mulheres entre os 35 e os 44 anos, 20,5% nos homens e 17,1% nas mulheres com mais de 60 anos (Rahman, et al., 2009).

As doenças cardiovasculares estão a representar um grande perigo para a saúde pública e um problema clínico no Sul da Ásia (Índia, Paquistão, Bangladesh e Nepal). As estimativas do Global burden of Disease Study sugerem que, até 2020, esta parte do mundo terá mais indivíduos com doença cardiovascular aterosclerótica do que qualquer outra região. Existem provas documentadas de que as pessoas do Sul da Ásia desenvolvem DAC a uma taxa mais elevada e também numa idade mais precoce. Esta incidência mais elevada de DAC e o excesso de taxas de mortalidade nesta população não podem ser totalmente explicados com base nos factores de risco convencionais (Haque, et al., 2010). Gupta e Gupta (1996), numa meta-análise de estudos indianos sobre a prevalência da doença coronária, mostram que se registou um aumento de nove vezes da doença coronária na população urbana, entre os anos 1960 e 1990, e um aumento de duas vezes na população rural, entre os anos 1970 e 1990. O estudo mostra também que este aumento é maior nos grupos etários mais jovens (20-39 anos) e nos homens urbanos e rurais e nas mulheres urbanas.

Apesar de os clínicos indianos referirem habitualmente que a DAC é altamente prevalente na prática urbana, existem poucos dados de base populacional sobre a prevalência da DAC. Na Índia, Paquistão, Bangladesh ou Sri Lanka, há escassez de dados de base populacional sobre a mortalidade coronária no Sul da Ásia. No entanto, foram registadas elevadas taxas de mortalidade por DAC em imigrantes sul-asiáticos em muitos países. O primeiro relato de taxas elevadas de DAC em indianos, em comparação com outros grupos étnicos, veio de Singapura em 1957 (Islam, Ali e Ali, 2004).

As doenças cardiovasculares são a principal causa de morte nos países desenvolvidos e estão rapidamente a assumir um papel semelhante nos países em desenvolvimento. Prevê-se que, até 2015, as doenças cardiovasculares serão a causa mais importante de mortalidade. O Bangladesh é um país pequeno com uma população vasta (>120 milhões). Desde a sua independência em 1971, os serviços e instalações de cuidados de saúde estão a ser gradualmente melhorados. As instalações de diagnóstico e de cuidados de saúde melhoraram consideravelmente no Bangladesh durante as duas últimas décadas. As doenças cardiovasculares estão a tornar-se um encargo significativo para os serviços de saúde no Bangladesh. Na ausência de dados fiáveis sobre a mortalidade, é difícil estimar o peso da DIC no Bangladesh. Embora faltem dados de estudos epidemiológicos em grande escala, foram efectuados alguns estudos observacionais em pequena escala neste domínio (Islam, Ali e Ali, 2004).

Durante o período de julho de 1995 a junho de 1997, a análise de 4410 doentes cardíacos admitidos em 13 hospitais regionais e terciários revelou que a admissão hospitalar devido a DCI foi de 34%. A idade vulnerável mais frequente foi a dos 40-60 anos. Pensa-se que o problema da DIC está a aumentar no Bangladesh, sendo mais proeminente na população urbana. O internamento hospitalar por doença coronária está a aumentar rapidamente. O número de doentes jovens com enfarte agudo do miocárdio tem vindo a aumentar drasticamente (Islam, Ali e Ali, 2004).

Zaman, et al. (2007) investigaram o peso da doença coronária numa população rural do Bangladesh em 2001. Procurou-se obter informações sobre a utilização de medicamentos para a doença coronária e foi realizado um eletrocardiograma em 447 adultos (157 homens e 290 mulheres) com idade igual ou superior a 20 anos (média de 40 anos). A prevalência de DIC definida pela presença de onda Q patológica no eletrocardiograma ou medicação atual para a DIC é de 3,4%. A prevalência nos homens (4,6%, 1,3% a 7,9%) foi quase o dobro da registada nas mulheres (2,7%, 0,8% a 4,6%). No entanto, esta diferença entre os sexos deve ser interpretada com cautela devido à pequena dimensão da amostra de homens. Parece que a DIC é um problema importante mesmo nesta população rural tradicional do Bangladesh.

FACTORES DE RISCO DA DOENÇA ARTERIAL CORONÁRIA:
MODIFICÁVEL:
Fumar:
Estima-se que existam atualmente no mundo cerca de 1,3 mil milhões de fumadores (250 milhões de mulheres), que consomem uma média de 14 cigarros por dia (American Heart Association International Cardiovascular Disease statistics, 2006). Destes, 300 milhões vivem em países desenvolvidos, enquanto mais de 900 milhões residem em países em desenvolvimento. Globalmente, 47% dos homens e 12% das mulheres do mundo são fumadores actuais. Nos países em desenvolvimento, estima-se que 48% dos homens e 7% das mulheres fumam, ao passo que nos países desenvolvidos 42% dos homens e 24% das mulheres são fumadores. Os países da Ásia Oriental representam uma percentagem desproporcionadamente elevada (38%) dos fumadores a nível mundial (Jha, et al., 2002).
Os fumadores de todas as idades têm um risco duas a três vezes maior de morrer prematuramente do que os não fumadores. Estudos prospectivos mostraram que o consumo de cigarros causa aproximadamente 30% das mortes por DCV em todo o mundo (Peto et al., 1996). O tabagismo é um importante fator de risco de DCV tanto nos homens como nas mulheres, sendo particularmente prejudicial nestas últimas após a menopausa e naquelas que utilizam contraceptivos orais. Fumar aumenta o risco de AVC e DAC em 100%, o risco de doença arterial periférica em 300% e o risco de desenvolver um aneurisma da aorta em 400% (Mackay e Mensha, 2006).
Com base nos actuais padrões e tendências do tabagismo, prevê-se que, até 2020, o tabaco mate 10 milhões de pessoas por ano em todo o mundo (American Heart Association International Cardiovascular Disease statistics, 2006). Este número é superior ao total de mortes por malária, doenças maternas e infantis graves e tuberculose combinadas. É especialmente preocupante o facto de mais de 70% destas mortes ocorrerem nos países em desenvolvimento. Até 2020, o tabagismo causará cerca de uma em cada três mortes de adultos. Metade destas mortes ocorrerá na meia-idade e em idades mais jovens (American

Heart Association International Cardiovascular Disease statistics, 2006).
O risco para a saúde diminui com a cessação do tabagismo. De acordo com a OMS, um ano depois de
deixar de fumar, o risco de doença coronária diminui 50% e, no prazo de 15 anos, o risco relativo de
morte por doença coronária para um ex-fumador aproxima-se do de um não fumador de longa data (ao
longo da vida).

Obesidade:
O excesso de peso e a obesidade são atualmente definidos pelo índice de massa corporal (IMC; calculado
como o peso em KG por altura em metros quadrados). Um IMC de 25 a 29,9 define o excesso de peso e
um IMC >30 define a obesidade (publicação NIH 1998). De acordo com dados da OMS, estima-se que
mil milhões de pessoas em todo o mundo têm atualmente excesso de peso ou são obesas (Organização
Mundial de Saúde, 2002). Dados recentes do estudo Framingham Heart indicam que, aos 50 anos de
idade, o risco ao longo da vida é de 1 em 2 para desenvolver excesso de peso ou mais, 1 em 4 para
obesidade e 1 em 10 para obesidade de fase II (IMC >30) (World Health Statistics 2006).
A obesidade é responsável por 20% das mortes por doença coronária e acidente vascular cerebral na
comunidade. Globalmente, estima-se que 3 milhões de mortes se devam à obesidade todos os anos, um
número que aumentará para 5 milhões até 2020 (Organização Mundial de Saúde, The World Health
Report 2002).
A obesidade é definida pela AHA como um dos principais factores de risco para a doença coronária. A
obesidade acelera a progressão da aterosclerose coronária nos adolescentes e nos jovens adultos e
estima-se que esteja associada a um aumento da mortalidade cardiovascular e de todas as causas (Poirier
et al., 1997). A obesidade está associada à resistência à insulina, à hiperinsulinemia, à diabetes tipo 2, à
hipertensão, ao baixo nível de colesterol HDL, à hipertrigliceridemia, à inflamação e à PCR, à trombose,
à disfunção diastólica e à HVE. Nas mulheres, a obesidade contribui, independentemente das actividades
físicas, para o desenvolvimento de doença coronária (Wada, et al., 2006).
O IMC deve ser calculado e registado como um sinal vital. Os doentes com excesso de peso e obesidade
devem ser tratados com dieta e exercício. O objetivo inicial da terapia de perda de peso é reduzir o peso
corporal em 10 por cento em relação à linha de base em 12 meses. A perda de peso melhora a
sensibilidade à insulina e a eliminação da glucose, reduz o HBA1C em doentes com diabetes tipo 2,
reduz a pressão arterial e os TG, produz uma redução modesta do colesterol LDL e aumenta o colesterol
HDL.

Hipertensão:
É considerada uma doença e um dos principais factores de risco para doenças cardíacas, AVC e doenças
renais. Em todo o mundo, estima-se que 600 milhões de pessoas sofram de hipertensão arterial. Cerca de
15 a 37% da população adulta mundial é afetada pela hipertensão. Nas pessoas com mais de 60 anos de
idade, cerca de metade é hipertensa nalguma população. Em geral, a prevalência da hipertensão é mais
elevada nos meios urbanos do que nos meios rurais. Estima-se que a prevalência global da hipertensão
arterial aumentará para 1,56 mil milhões de pessoas até 2025 (Chobanian, et al., 2003). Vários estudos
epidemiológicos prospectivos importantes concluíram que tanto a pressão arterial sistólica como a
diastólica têm uma relação forte, positiva, contínua e graduada com a doença coronária, sem provas de
um limiar de risco para a pressão arterial (Chobanian, et al., 2003).
O mecanismo potencial pelo qual a hipertensão pode causar eventos coronários inclui a função endotelial
prejudicada, o aumento da permeabilidade endotelial às lipoproteínas, o aumento da aderência dos
leucócitos, o aumento do stress oxidativo, o stress hemodinâmico que desencadeia a rutura aguda da
placa e o aumento do stress da parede do miocárdio e da necessidade de oxigénio. Os benefícios da
redução da pressão arterial no risco de doença cardiovascular grave estão bem estabelecidos. Uma
meta-análise de 17 ensaios controlados e aleatorizados de medicamentos anti-hipertensores em mais de

47 000 homens e mulheres com hipertensão ligeira a moderada revelou que o AVC foi reduzido em 38% e a doença coronária em 16% (Collins, et al., 1994).

Dislipidemia:
Embora o colesterol LDL elevado seja o principal fator de risco lipídico, outros parâmetros lipídicos aumentam o risco de CHD em pessoas com ou sem um colesterol LDL elevado, especialmente a combinação de uma concentração elevada de triglicéridos, um colesterol LDL pequeno e denso e um nível baixo de colesterol HDL é referida como dislipidemia aterogénica. Trata-se de uma dislipidemia complexa que resulta normalmente de uma perturbação metabólica generalizada relacionada com a resistência à insulina. Os doentes com resistência à insulina têm a síndrome metabólica. Embora um LDL-C elevado mereça uma atenção especial no tratamento, a dislipidemia aterogénica está a assumir uma importância crescente como fator contribuinte para a doença coronária devido à prevalência crescente da obesidade, da diabetes e da síndrome metabólica. Os doentes com dislipidemia aterogénica apresentam frequentemente anomalias concomitantes de inflamação (PCR elevada) e hipofibrinólise (inibidor do ativador do plasminogénio - PAI-1 elevado).
Tem sido difícil estabelecer se os componentes individuais da dislipidemia aterogénica são factores de risco independentes, porque cada um dos três componentes lipídicos está altamente correlacionado com os outros dois. No entanto, há cada vez mais provas da aterogenicidade independente de cada componente. No caso dos TG, a meta-análise de vários estudos prospectivos sugere fortemente que os TG séricos são um fator de risco independente para a doença coronária. Outros estudos prospectivos mostram que um nível baixo de colesterol HDL é um fator de risco independente (Vega et al., 2004). Dois mecanismos importantes pelos quais se pensa que o colesterol HDL desempenha um papel protetor são o transporte reverso do colesterol e a inibição da oxidação do LDL. Um conjunto menor de dados sugere também que as partículas de LDL pequenas e densas são mais aterogénicas do que as LDL de tamanho normal (Austin, et al., 2000).

Diabetes mellitus:
A diabetes mellitus é um fator de risco independente para a doença coronária, aumentando o risco para os doentes do tipo 1 e do tipo 2 em duas a quatro vezes. Pelo menos 65% das pessoas com diabetes morrem de doença cardiovascular. Aproximadamente 25 por cento dos sobreviventes de enfarte do miocárdio têm DM. Quando um doente com diabetes de tipo 2 sofre um enfarte do miocárdio, o seu prognóstico de recorrência do enfarte e de sobrevivência é muito pior do que o de um doente com DCC sem diabetes A diabetes anula a proteção habitual contra a DCC conferida às mulheres na pré-menopausa. As mulheres diabéticas têm o dobro do risco de enfarte recorrente do que os homens diabéticos. O maior risco de CHD nas mulheres diabéticas de tipo 2 em comparação com os homens diabéticos pode ser explicado, em parte, pelo maior efeito adverso da diabetes nas lipoproteínas nas mulheres. Os potenciais mecanismos através dos quais a diabetes pode causar aterosclerose incluem um nível baixo de LDL-C, um nível elevado de TG, um aumento das partículas remanescentes de lipoproteínas, um aumento da concentração de LDL-C pequeno e denso, uma maior oxidação das lipoproteínas, a glicação do LDL-C, um aumento do fibrinogénio, um aumento da agregabilidade plaquetária, um aumento da PCR e do PAI-1, uma fibrinólise deficiente, um aumento do fator de von willbrand, hiperinsulinemia e uma função endotelial deficiente (Haffner, et al., 1998).
NÃO MODIFICÁVEL
Idade e sexo:
A incidência e a prevalência da doença coronária aumentam acentuadamente com a idade, pelo que esta pode ser considerada um dos factores de risco cardiovascular mais potentes (Thom et al., 2006). O envolvimento aterosclerótico das artérias coronárias está bem estabelecido nos homens na idade adulta jovem, como demonstram as vítimas da Guerra da Coreia e da Guerra do Vietname. Os aumentos da

incidência de CHD nos homens são semelhantes aos registados nas mulheres, que são 10 anos mais velhas do que os homens. Cerca de 52% das mulheres e 46% dos homens acabarão por morrer de doença aterosclerótica. O aumento do risco nos homens e nas pessoas mais velhas justifica uma gestão mais intensa dos factores de risco modificáveis nestes subgrupos. Os riscos e benefícios das intervenções cardiológicas preventivas devem ser ponderados individualmente para as pessoas com idade muito avançada. (Thom, et al., 2006).

Estado pós-menopáusico:
A doença coronária é relativamente pouco frequente nas mulheres na pré-menopausa. Verifica-se um aumento dramático da incidência de CHD nas mulheres após os 55 anos, coincidindo com o aumento da idade e o declínio dos níveis de estrogénio endógeno. A menopausa precoce (natural ou cirúrgica) está associada a um maior risco de CHD. (Thom, et al., 2006).

Estatuto socioeconómico:
Em qualquer momento, podem ser observadas taxas de CHD marcadamente diferentes entre subgrupos socioeconómicos das populações, tal como definidos pela profissão, educação, rendimento e outras medidas. Atualmente, as pessoas com um estatuto socioeconómico baixo correm um risco elevado de doença coronária. (Thom, et al., 2006).

História familiar de doença coronária de início precoce:

A história familiar é um fator de risco importante e independente para a doença coronária, especialmente para a doença de início precoce. Muitos estudos encontraram um aumento de duas a três vezes na incidência de doença coronária quando há um familiar de primeiro grau com doença coronária, e a força desta associação aumenta com o aumento do número de familiares de primeiro grau afectados e com idades mais jovens de início da doença coronária nos familiares (Scheuner, et al., 2006).
Relativamente à idade de início, ter pelo menos um familiar de primeiro grau com DCC de início precoce ou pelo menos um familiar de primeiro grau com DCC de início tardio está significativamente associado à história pessoal de DCC de início precoce. Independentemente da idade de início, ter apenas um parente de primeiro grau ou dois ou mais parentes de primeiro grau com DCC está significativamente associado à história pessoal de DCC de início precoce. No que diz respeito ao tipo e à linhagem dos familiares de primeiro grau com DCC, a força da associação com a DCC de início precoce é semelhante quando se tem uma mãe, um pai ou um irmão com DCC, e a força da associação aumenta se um dos pais e um irmão tiverem DCC ou se ambos os pais forem afectados. Ter dois ou mais familiares de segundo grau com doença coronária, independentemente da idade de início ou da linhagem, está significativamente associado a doença coronária de início precoce (Scheuner, et al., 2006).

Factores de risco para os quais as intervenções são susceptíveis de reduzir o risco de CHD
Hipertrofia do ventrículo esquerdo:
A hipertrofia ventricular esquerda (HVE), definida por eletrocardiografia ou ecocardiografia, é um potente fator de risco independente para a doença coronária, duplicando aproximadamente o risco de morte cardiovascular tanto em homens como em mulheres (Levy, et al., 1990).

Síndrome metabólica:
O NCEP publicou critérios de diagnóstico para a síndrome metabólica, uma condição caracterizada por múltiplos factores de risco metabólicos e um risco acrescido de doença coronária (Third Report of the

National Cholesterol Education Program, 2002).
Inatividade física:
A inatividade física é um fator de risco independente para a doença coronária e duplica aproximadamente
o risco (Fletcher, et al., 1996).

Factores de risco para os quais não foi demonstrado que as intervenções reduzam o risco de CHD

Lipoproteína (a):
Vários estudos retrospectivos de controlo de casos apoiam o ponto de vista de que a Lp(a) é um fator de
risco independente para a doença tromboembólica. No entanto, os resultados dos principais estudos
prospectivos que avaliam a concentração basal de Lp(a) e os riscos futuros de enfarte do miocárdio e
acidente vascular cerebral são inconsistentes (Danesh, et al., 2000).

Hiperhomocisteinemia:
Uma série de estudos transversais e de controlo de casos e uma meta-análise de 27 estudos
observacionais apoiam fortemente uma associação independente entre o nível total de homocisteína no
plasma e o aumento do risco de doença coronária, doença cerebrovascular e doença vascular periférica.
Os estudos de coorte prospectivos revelaram alguns resultados contraditórios. (Nygend et al., 1997).

Stress oxidativo:
A modificação oxidativa do LDL-C tem sido considerada como tendo um papel importante na iniciação e
propagação da aterosclerose. Os antioxidantes naturais, como a vitamina E, C e o beta-caroteno, têm sido
estudados como agentes de prevenção primária e secundária.

Álcool:
O consumo excessivo de álcool está associado a um risco acrescido de morte por diversas causas e
constitui um importante problema de saúde pública. No entanto, estudos transversais, de caso-controlo e
de coorte prospectivos indicam que o consumo ligeiro a moderado de álcool está associado a uma taxa
reduzida de doença coronária em comparação com a ausência de consumo de álcool.

Outros factores de risco emergentes

Fibrinogénio:
A inflamação está envolvida na iniciação, crescimento e complicação da placa aterosclerótica. Este facto
fornece a justificação para a utilização de marcadores inflamatórios como indicadores de aterosclerose e
preditores de complicações ateroscleróticas. Vários estudos demonstraram que o nível de fibrinogénio
plasmático prediz o risco futuro de enfarte do miocárdio e de acidente vascular cerebral.

Proteína C-reactiva:
Vários estudos de caso-controlo, bem como estudos prospectivos em grande escala, demonstraram que
uma única medida de PCR, sem jejum, é um potente preditor de primeiros eventos cardiovasculares em
homens, mulheres, idosos, pessoas com síndrome metabólica ou diabetes e fumadores.

Fibrinólise endógena: ativador do plasminogénio de tipo tecidular, PAI-1 e D-dímero:
A atividade do sistema fibrinolítico endógeno reflecte um equilíbrio entre as concentrações plasmáticas

do ativador do plasminogénio tecidular (tPA) e do seu inibidor primário, o PAI-1. Estudos prospectivos de indivíduos inicialmente saudáveis, bem como de doentes com doença coronária conhecida, mostraram a progressão do processo da doença.

ANATOMIA CORONÁRIA:

Dos seios coronários direito e esquerdo nascem as artérias coronárias direita e esquerda, respetivamente, e os seus óstios, que normalmente se originam a cerca de dois terços da distância do anel aórtico à junção sinotubular e a meio caminho entre as comissuras aórticas. Enquanto a artéria coronária direita nasce quase perpendicularmente da aorta, a esquerda nasce num ângulo agudo. Raramente, a artéria descendente anterior e a artéria circunflexa surgem separadamente de um óstio coronário esquerdo de duplo barril. (Malouf, et al., 2008)

Artéria coronária principal esquerda:

O tronco da artéria coronária esquerda percorre uma distância muito curta ao longo do epicárdio, entre o tronco pulmonar e a aurícula esquerda. Em seguida, divide-se em artérias descendente anterior e circunflexa. Uma artéria intermediária também pode surgir nesta divisão, formando assim uma trifurcação ao invés de uma bifurcação, e segue o curso de um ramo marginal circunflexo. (Malouf, et al., 2008)

Artéria descendente anterior esquerda:

A DAE cursa dentro da gordura epicárdica do sulco interventricular anterior, envolve o ápice cardíaco e percorre uma distância variável ao longo do sulco interventricular inferior em direção à base cardiaca, seus ramos perfurantes septais suprem o septo anterior e o septo apical. O primeiro ramo perfurante septal supre o feixe AV (His) e o ramo esquerdo proximal. Os ramos diagonais epicárdicos da DAE irrigam a parede livre anterior do ventrículo esquerdo, parte do músculo papilar mitral anterolateral e o terço médio da parede livre anterior do ventrículo direito. Embora segmentos curtos da DAE possam viajar dentro do miocárdio (cobertos pela chamada ponte miocárdica), o estreitamento luminal sistólico resultante é provavelmente benigno na grande maioria das pessoas. (Malouf, et al., 2008)

Artéria Coronária Circunflexa Esquerda:

A artéria coronária circunflexa esquerda percorre o tecido adiposo do sulco átrio-ventricular esquerdo e termina normalmente logo após o seu grande ramo marginal obtuso. (Malouf, et al., 2008)

Artéria coronária direita:

A artéria coronária direita está embebida em tecido adiposo ao longo do seu trajeto no sulco átrio-ventricular direito. Em 50-60% das pessoas, o seu primeiro ramo é a artéria cone, que fornece a via de saída do ventrículo direito e forma uma importante colateral (círculo de Vieussens), logo abaixo da válvula pulmonar, com um ramo análogo da artéria coronária descendente anterior esquerda (DAE). O septo infundibular é suprido pela artéria septal descendente, que geralmente se origina da artéria coronária direita ou conus proximal. Entre os numerosos ramos marginais da artéria coronária direita que suprem o restante da parede livre do ventrículo direito, o maior ramo viaja ao longo da margem aguda da base ao ápice. Em pelo menos 70 por cento dos corações humanos, a artéria descendente posterior origina-se da artéria coronária direita distal. Os ramos descendente posterior e posterolateral distal de uma artéria coronária direita dominante irrigam a parede inferior basal e média, o septo basal(inlet)inferior, o ramo direito, o nó AV, o feixe AV(His), a porção posterior do ramo esquerdo e o músculo papilar mitral posteromedial. (Malouf, et al., 2008)

Ao longo da superfície inferior do coração, o comprimento da artéria coronária direita varia inversamente com o da artéria circunflexa. A artéria que cruza a crux cardíaca e dá origem ao ramo descendente posterior representa a artéria coronária dominante. A dominância é direita em 70% dos corações humanos, esquerda em 10% e compartilhada em 20%. Em pacientes com válvula aórtica bicúspide congénita, a incidência de dominância coronária esquerda é de 25 a 30 por cento (Malouf, et al., 2008)

Síndrome Coronária Aguda (SCA):
A síndrome coronária aguda evoluiu como um termo operacional útil para se referir a qualquer constelação de sintomas clínicos que sejam compatíveis com isquémia miocárdica aguda. Engloba a) o enfarte do miocárdio com supradesnivelamento do segmento ST (STEMI), uma condição para a qual deve ser considerada a terapia de reperfusão imediata, b) o enfarte do miocárdio sem supradesnivelamento do segmento ST (NSTEMI) e c) a angina instável (Anderson, et al., 2007).
Está bem estabelecido que as SCA nas suas diferentes apresentações clínicas partilham um substrato fisiopatológico comum. Observações patológicas, angioscópicas e biológicas demonstraram que a rutura ou erosão da placa aterosclerótica, com diferentes graus de trombose sobreposta e embolização distal, resultando em subperfusão miocárdica, representam os mecanismos fisiopatológicos básicos na maioria das SCA (Bassand, et al., 2007)
Os doentes com dor torácica aguda típica e elevação persistente (>20 min) do segmento ST são designados por STEMI e reflectem geralmente uma oclusão coronária total aguda. O objetivo terapêutico é conseguir uma reperfusão rápida, completa e sustentada através de angioplastia primária ou terapia fibrinolítica (Bassand, et al., 2007).
Os doentes com dor torácica aguda, mas sem elevação persistente do segmento ST, apresentam depressão persistente ou transitória do segmento ST ou inversão da onda T, ondas T planas, pseudo-normalização das ondas T, ou nenhuma alteração no ECG na apresentação. A estratégia inicial nestes doentes é aliviar a isquémia e os sintomas, monitorizar o doente com ECGs seriados e repetir medições de marcadores de necrose miocárdica. Na apresentação, o diagnóstico de trabalho de NSTEMI baseia-se na medição de troponinas (com base em 2 ou mais amostras recolhidas com pelo menos 6 horas de intervalo, com um limite de referência de 99th percentil da população normal) (O'Connor, et al., 2010, p.792). Devido à natureza de risco de vida de uma SCA, é prudente ter um limiar baixo para suspeitar que um doente com dor torácica aguda possa ter uma SCA. Além disso, pode não ser possível diferenciar os doentes com enfarte do miocárdio (com ou sem supradesnivelamento do segmento ST) dos doentes com angina instável nas primeiras horas, uma vez que os biomarcadores podem estar normais no início (Kim, Kini e Fuster, 2008).
PATOLOGIA DO ENFARTE DO MIOCÁRDIO
Quase todos os enfartes do miocárdio resultam de aterosclerose coronária, geralmente com trombose coronária sobreposta. Antes da era dos fibrinolíticos, os clínicos dividiam tipicamente os doentes com enfarte do miocárdio entre os que sofriam uma onda Q e os que sofriam um enfarte sem onda Q, com base na avaliação do padrão no ECG ao longo de vários dias. O termo enfarte de onda Q era frequentemente considerado como sendo virtualmente sinónimo de enfarte transmural, enquanto que os enfartes sem onda Q eram frequentemente referidos como enfartes subendocárdicos. Estudos contemporâneos utilizando imagens de ressonância magnética cardíaca indicam que o desenvolvimento de uma onda Q no ECG é determinado mais pelo tamanho do enfarte do que pela profundidade do envolvimento mural. Um quadro mais adequado que coloca o STEMI em perspetiva juntamente com a angina instável *I* sem elevação de ST (UA/NSTEMI) com base na fisiopatologia é referido como síndrome coronária aguda.
Placa
Durante a evolução natural da placa aterosclerótica, especialmente a que está carregada de lípidos, pode ocorrer uma transição abrupta e catastrófica, caracterizada pela rutura da placa. Alguns doentes têm uma predisposição sistemática para a rutura da placa que é independente dos factores de risco tradicionais. A rutura da placa expõe substâncias que promovem a ativação e agregação plaquetária, a produção de trombina e, por fim, a formação de trombos. O trombo resultante interrompe o fluxo sanguíneo e leva a um desequilíbrio entre a oferta e a procura de oxigénio e, se este desequilíbrio for grave e persistente, à

necrose do miocárdio (Malek,et al.,1999).

Composição das placas

Na autópsia, as placas ateroscleróticas sobrepostas de pacientes que morreram de STEMI são compostas principalmente de tecido fibroso, de densidade variável e celular com trombo sobreposto. As células espumosas carregadas de lípidos de cálcio e os lípidos extracelulares constituem, cada uma, 5 a 10 por cento da área restante. As placas ateroscleróticas que estão associadas a trombose e a uma oclusão total localizadas nos vasos relacionados com o enfarte são geralmente mais complexas e irregulares do que as dos vasos não associados ao STEMI. O estudo histológico destas lesões revela frequentemente rutura ou erosão da placa. Os trombos arteriais coronários responsáveis pelo IAMCSST têm cerca de 1 cm de comprimento na maioria dos casos, aderem à superfície luminal de uma artéria e contêm plaquetas, fibrina, eritrócitos e leucócitos. A composição do trombo pode variar em diferentes níveis: Um trombo branco é composto por plaquetas, fibrina ou ambos e um trombo vermelho é composto por eritrócitos, fibrina, plaquetas e leucócitos. Os trombos iniciais são normalmente pequenos e não oclusivos e são compostos predominantemente por plaquetas (Antman e Brunwald, 2008)

Fissuração e rutura da placa bacteriana

As placas ateroscleróticas consideradas propensas à rutura expressam em excesso enzimas metaloproteinases, como a colagenase, a gelatinase e a estromelisina, que degradam os componentes da matriz extracelular protetora. Os macrófagos e mastócitos activados, abundantes no local das erosões ateromatosas e da rutura da placa em doentes que morreram de STEMI, podem elaborar estas protienases. Para além destes aspectos estruturais das placas vulneráveis ou de alto risco, o stress induzido pela pressão intra-luminal, o tónus vasomotor coronário, a taquicardia (estiramento e compressão cíclicos) e a rutura dos vasos nutrientes combinam-se para produzir a rutura da placa na margem da capa fibrosa perto de um segmento adjacente e menos envolvido da parede da artéria coronária (região do ombro da placa).Diversas variáveis fisiológicas importantes, como a pressão arterial sistólica, a frequência cardíaca, a viscosidade do sangue, a atividade do ativador do plasminogénio tecidular endógeno (t-PA) e os níveis do inibidor do ativador do plasminogénio - 1 (PAI-1), apresentam variações circadianas e sazonais e aumentam em alturas de stress, actuando em conjunto para produzir uma maior propensão para a rutura da placa e para a trombose coronária, o que leva a que o enfarte do miocárdio com suprimento de sangue se concentre nas primeiras horas da manhã, especialmente no inverno e após catástrofes naturais (Kloner, 2006).

Patologia do enfarte agudo do miocárdio com elevação do segmento ST

Quando ocorre a rutura da placa, uma quantidade suficiente de substâncias trombogénicas é exposta, e o lúmen da artéria coronária pode ficar obstruído por uma combinação de agregados plaquetários, fibrina e glóbulos vermelhos que podem produzir um trombo extenso que preenche um grande segmento da artéria infractada. Uma rede colateral adequada que impeça a ocorrência de necrose pode resultar em episódios clinicamente silenciosos de oclusão coronária. Caracteristicamente, estes trombos completamente oclusivos levam a uma grande zona de necrose que envolve toda ou quase toda a espessura da parede ventricular no leito miocárdico subtendido pela artéria coronária afetada e tipicamente produzem elevação de ST no ECG. A alteração mais caraterística do QRS, que se desenvolve na maioria dos doentes que inicialmente apresentam elevação do ST, é a evolução da onda Q nas derivações que se sobrepõem à zona de enfarte, o que leva à infração da onda Q do braço (Gurm e Topol, 2005).

Os doentes que apresentam elevação persistente do segmento ST são candidatos a terapêutica de reperfusão (farmacológica ou por cateter) para restaurar o fluxo na artéria epicárdica ocluída relacionada com o enfarte. Todos os doentes com SCA devem receber terapêutica antitrombina e antiplaquetária, independentemente da presença ou ausência de elevação do segmento ST (Antman e Brunwald, 2008)

DIAGNÓSTICO DE ENFARTE AGUDO DO MIOCÁRDIO
Sintomas:
O sintoma clássico do IAM é o desconforto precordial ou retroesternal, geralmente descrito como pressão, esmagamento, dor ou sensação de queimação. É frequente a irradiação do desconforto para o pescoço, costas ou braços, e a dor costuma ser persistente. O desconforto atinge normalmente a intensidade máxima ao longo de vários minutos e pode estar associado a náuseas, diaforese, fraqueza generalizada e medo de morte iminente. Alguns doentes, particularmente os idosos, podem também apresentar síncope, náuseas e vómitos inexplicáveis, confusão aguda, agitação e palpitações.
Cerca de 20% dos pacientes com IAM são assintomáticos ou apresentam sintomas atípicos que não são reconhecidos inicialmente. O enfarte do miocárdio indolor ocorre mais frequentemente em idosos, mulheres, diabéticos e doentes pós-operatórios. Estes doentes tendem a apresentar dispneia ou insuficiência cardíaca congestiva franca como sintoma inicial (Yang, Gersh e O'Rourke, 2008).

Exame físico:
Os doentes podem parecer ansiosos e desconfortáveis. Aqueles com disfunção ventricular esquerda (VE) substancial na apresentação podem ter taquicardia, estertores pulmonares, taquipneia e uma terceira bulha. A presença de um sopro regurgitante mitral sugere disfunção isquémica do aparelho valvular mitral, rutura ou remodelação ventricular. (Yang, Gersh e O'Rourke, 2008, p.1376) Em doentes com enfarte do ventrículo direito, pode estar presente um aumento da pressão venosa jugular, um sinal de Kussmaul (aumento da pressão venosa jugular com a inspiração) e uma terceira bulha do ventrículo direito. Estes doentes têm quase sempre enfartes inferiores, geralmente sem evidência de insuficiência cardíaca esquerda. Em doentes com disfunção ventricular esquerda extensa, o choque é indicado por hipotensão, diaforese, pele e extremidades frias, palidez, oligúria e possível confusão (Yang, Gresh e O'Rourke, 2008).

Estudos laboratoriais:
Os cardiomiócitos danificados libertam várias proteínas na circulação, incluindo a mioglobina, a creatina quinase (CK) e a sua isoenzima de banda miocárdica (CK-MB), as troponinas (I e T), a mioglobina, a aspartato aminotransferase e a lactato desidrogenase. As troponinas cardíacas são atualmente os biomarcadores preferidos para o dano do miocárdio devido à sua elevada sensibilidade e especificidade (Yang, Gresh e O'Rourke, 2008)

Mioglobina
A mioglobina é uma proteína de 17,8 kDa que é libertada pelas células miocárdicas lesadas. A liberação de mioglobina ocorre poucas horas após o início do infarto, atinge níveis máximos em 1 a 4 horas e permanece elevada por cerca de 24 horas. Embora o aumento rápido permita a sua utilização como marcador precoce de STEMI, a mioglobina não é específica das células do miocárdio e não deve ser utilizada isoladamente como método de diagnóstico de enfarte do miocárdio (Yang, Gresh e O'Rourke, 2008)
CK-MB
A isoenzima MB da creatina quinase está presente em maior concentração no miocárdio, embora pequenas quantidades (1 a 2%) possam ser encontradas no músculo esquelético, na língua, no intestino delgado e no início do enfarte, atingindo níveis máximos em 12 a 24 horas e com uma duração média de atividade de 1 a 3 dias. Outras etiologias cardíacas, mas não IAM, de aumento dos níveis de CK-MB podem ocorrer após cardioversão, cirurgia cardíaca, miopericardite, intervenção coronária percutânea (ICP) e, ocasionalmente, após taquicardia rápida. Causas não cardíacas de aumento dos níveis de CK-MB podem ocorrer com hipotiroidismo, traumatismos musculares esqueléticos extensos, rabdomiólise, distrofias musculares e algumas outras doenças neuromusculares (Yang, Gresh e O'Rourke, 2008)

Troponinas
As troponinas cardíacas regulam a interação entre a actina e a miosina e são mais específicas para o coração do que a CK-MB. Existem duas isoformas de troponina cardíaca: T e I. Os seus níveis começam a aumentar 3 a 12 horas após o início da isquémia, atingem o pico às 12 a 24 horas e podem permanecer elevados durante 8 a 21 dias (troponina T) ou 7 a 14 dias (troponina I). A elevação da troponina correlaciona-se com necrose miocárdica patologicamente comprovada e indica mau prognóstico em pacientes com suspeita de síndromes coronárias agudas. (Yang, Gresh e O'Rourke, 2008)

ANGIOGRAFIA CORONÁRIA - COMO MÉTODO DE IMAGEM E DE QUANTIFICAÇÃO DA ESTENOSE CORONÁRIA

Com a evolução progressiva do desenho dos cateteres, das imagens radiográficas, dos meios de contraste e das opções de tratamento da DAC (cirurgia de bypass e angioplastia), a angiografia coronária diagnóstica tornou-se um componente seguro e amplamente praticado do cateterismo cardíaco (Grossman,1991).

As primeiras tentativas deliberadas de visualização das artérias coronárias no homem vivo concentraram-se na injeção de um bolus de material de contraste radio-opaco na aorta ascendente - a técnica não selectiva. A primeira tentativa foi feita por Rander em 1945. A angiografia coronária selectiva foi desenvolvida por Sones em 1959. Em 1962, Ricketts e Abrams descreveram a angiografia coronária percutânea (ACTP). Os cateteres coronários modernos foram descritos em 1967 por Judkins e Amplatz e são atualmente utilizados em todo o mundo (Powers,1995). Devido à sua facilidade, rapidez e menor taxa de complicações, a técnica de Judkins tornou-se a abordagem mais utilizada para a arteriografia coronária em todo o mundo. A cinearteriografia coronária selectiva é um meio altamente preciso de avaliar a morfologia dos vasos coronários normais e doentes, mas é necessário um arteriograma de alta qualidade e intérpretes experientes. Este deve ser considerado o teste de diagnóstico mais fiável da DIC.

O crescimento dramático na utilização da revascularização coronária em doentes com doença coronária crónica e aguda não teria ocorrido sem o desenvolvimento e utilização generalizada da DAC selectiva. Apesar da sua versátil utilidade no diagnóstico da doença coronária, existem algumas limitações, como por exemplo, o custo, o risco (procedimento invasivo), o desconforto do doente, a imprecisão da análise visual, a complexidade da análise quantitativa e a fraca correlação entre as anomalias do lúmen identificadas pela angiografia e a extensão das alterações patológicas na parede arterial (Powers,1995).

Deve dizer-se que, embora os erros no diagnóstico por CAG tenham sido considerados muito reais e devam ser reconhecidos e investigados mais aprofundadamente, não são diferentes dos erros encontrados noutras áreas do diagnóstico médico, em que o diagnóstico humano deve, em última análise, ser traduzido em termos quantitativos. Para uma melhor exatidão da interpretação de uma CAG, foram introduzidas várias técnicas assistidas por computador. No entanto, foi demonstrado que a compressão do angiograma coronário digital não afecta a avaliação visual ou quantitativa da gravidade da estenose da artéria coronária (Rogolin, et al., 1996). Em última análise, independentemente do sistema utilizado, o operador humano tem de aceitar ou tomar a decisão final (Klein, et al., 1996).

A angiografia coronária continua a ser o padrão de ouro pelo qual todos os métodos de diagnóstico de doença arterial coronária são medidos. É o principal método de definição da anatomia coronária em doentes vivos. A angiografia coronária fornece não só um mapa anatómico das artérias coronárias, incluindo o local, a gravidade e a forma das lesões estenóticas, mas também caraterísticas dos vasos distais em termos de tamanho, presença de doença aterosclerótica, massa de miocárdio servido, um índice aproximado do fluxo coronário diferencial, identificação de vasos colaterais e estimativa da sua importância funcional.

A gravidade é mais frequentemente medida como percentagem de estenose avaliada através da comparação do diâmetro arterial de um ponto de redução máxima do lúmen com um diâmetro proximal e/ou distal de aparência normal. Proudfit, et al. (1996) forneceram provas de uma forte correlação entre os sintomas e a doença que obstruía o lúmen da artéria em mais de 50 por cento. Embora esta observação tenha fornecido uma forte justificação para a tomada de decisões clínicas com base numa redução do diâmetro superior a 50% como prova de doença, tornou-se evidente que o impacto hemodinâmico e o significado prognóstico da doença obstrutiva podem ser representados pela percentagem de estenose (Course, 1993).

Tendo repartido o angiograma em vários segmentos discretos, foram utilizadas várias abordagens para quantificar a gravidade da lesão específica do segmento. A mais simples destas abordagens é um sistema categórico em que a doença obstrutiva é caracterizada como ausente ou presente em cada artéria do segmento (dicotomizada em 30, 50 ou 70% de estenose). Novos dados sugerem que, para além da localização, extensão e gravidade da doença, a morfologia angiográfica pode contribuir de forma importante para o resultado (Course, 1993).

Estratégias de reperfusão

O principal objetivo do tratamento do STEMI é a reperfusão rápida para estabelecer o fluxo sanguíneo coronário para o miocárdio isquémico. Atualmente, existem três estratégias principais de reperfusão - terapia trombolítica, ICP primária e ICP primária facilitada por trombolíticos (Yang, Gresh e O'Rourke, 2008). A revascularização primária e a terapia trombolítica reduzem o tamanho do enfarte e a mortalidade em doentes com enfarte agudo do miocárdio com elevação do segmento ST (Hudson, et al., 2002)

A terapêutica trombolítica para o STEMI demonstrou ser eficaz em numerosos ensaios aleatórios que envolveram mais de 100.000 doentes. No entanto, apenas cerca de 50% a 60% dos doentes tratados com trombolíticos conseguem uma reperfusão completa (fluxo TIMI de grau III), para além de que 10 a 20% dos doentes sofrerão uma reoclusão e 1% sofrerá um AVC causado por hemorragia intracraniana. A terapia trombolítica é mais eficaz quando administrada nas 3 horas seguintes à dor torácica (Yang, Gresh e O'Rourke, 2008).

PCI primário

Aproximadamente 95% dos pacientes tratados com ICP primária obtêm reperfusão completa, contra 50 a 60% dos pacientes tratados com trombolíticos. A ICP primária está também associada a um menor risco de AVC e a angiografia diagnóstica define rapidamente a anatomia coronária, a função ventricular esquerda e as complicações mecânicas (Yang, Gresh e O'Rourke, 2008).

ICP facilitada por trombolítico

A ICP facilitada por trombolíticos refere-se ao pré-tratamento com trombolíticos em doentes com STEMI como ponte para a ICP imediata. Este pré-tratamento tem sido proposto para iniciar uma reperfusão mais precoce e reduzir o tempo isquémico e o tamanho do enfarte em doentes que sofrem um atraso antes do início da ICP. (Yang, Gresh e O'Rourke, 2008).

Estudos anteriores relacionados com a síndrome coronária aguda em indivíduos jovens:

Conti, et al. (2002) num estudo "Comparison Between Young Males and Females with Acute Myocardial Infarction" avaliam 236 pacientes (54 mulheres e 182 homens) após enfarte agudo do miocárdio. O intervalo de tempo entre o início dos sintomas e o tratamento foi maior nas mulheres (p=0,03), que foram submetidas a trombólise (p=0,01) e angioplastia (p=0,03) menos frequentemente do que os homens, mas não a revascularização do miocárdio. O sexo feminino (OR = 5,98) e a diabetes (OR = 14,52) foram factores independentes relacionados com a ocorrência de reinfarto e morte. Neste estudo, as mulheres jovens iniciaram o tratamento mais tardiamente e foram submetidas a trombólise química e angioplastia com menor freqüência do que os homens. O sexo feminino e o diabetes estiveram relacionados com a ocorrência de reinfarto e óbito.

Haque, et al. (2010), num estudo intitulado "Acute Coronary Syndrome in the Young - Risk Factors and Angiographic Pattern" (Síndrome Coronária Aguda nos Jovens - Factores de Risco e Padrão Angiográfico), estratificaram o facto de os doentes jovens terem um perfil de factores de risco diferente do dos doentes mais velhos. Estudo observacional retrospetivo para determinar o padrão da síndrome coronária aguda em jovens (40 anos ou menos) num hospital militar (CMH Dhaka) de julho de 2007 a julho de 2008 e para analisar os factores de risco e as caraterísticas angiográficas dos vasos coronários. Os sujeitos do estudo foram 64 pacientes jovens consecutivos, incluindo homens e mulheres, admitidos neste hospital. Destes doentes, 53 eram do sexo masculino e 11 do sexo feminino. Nestes doentes, foram estudados os factores de risco coronário e o padrão angiográfico. Foram também estudados 64 doentes idosos com síndrome coronária aguda (idade superior a 40 anos).

No estudo, dos 64 doentes jovens, 15,6% apresentaram-se neste hospital como AI, 9,37% como enfarte sem Q, 28,12% como enfarte agudo anterior, 14,06% como enfarte agudo ântero-septal, 26,56% como enfarte agudo inferior e 6,25% como enfarte agudo ínfero-posterior. O tabagismo foi o fator de risco mais comum entre estes jovens doentes. 64,06% dos doentes eram fumadores. A dislipidemia estava presente em 50% dos pacientes, 37,55% eram hipertensos, 15,62% eram diabéticos e 15,62% eram obesos. A lesão mais frequente foi a VCSD, com 53,12%. 26,56% dos doentes apresentavam DCAD e 20,31% tinham DCATV.

Schoenenberger, et al. (2011) num estudo "Acute coronary syndromes in young patients: Presentation, treatment and outcome", que incluiu 28.778 doentes com SCA, 195 doentes (0,7%) tinham 35 anos ou menos. Comparativamente aos doentes com idade superior a 35 anos, estes doentes apresentavam maior probabilidade de dor torácica (91,6% vs. 83,7%) e menor probabilidade de insuficiência cardíaca (classe Killip II a IV em 5,2% vs. 23,0%). O EAMCST foi mais prevalente em doentes mais jovens do que em doentes mais velhos (73,1% vs. 58,3%). O tabagismo, a história familiar de DAC e/ou a dislipidemia foram factores de risco cardiovascular importantes nos doentes jovens (prevalência de 77,2%, 55,0% e 44,0%). A prevalência de excesso de peso entre os jovens com SCA foi elevada (57,8%). O abuso de cocaína foi associado a SCA em alguns doentes jovens. Em comparação com os doentes mais velhos, os doentes jovens tiveram maior probabilidade de receber intervenções coronárias percutâneas precoces e tiveram melhores resultados com menos eventos cardíacos adversos graves.

Neste estudo, os doentes jovens com SCA diferiram dos doentes mais velhos, na medida em que os mais jovens apresentavam frequentemente um STEMI, receberam tratamento agressivo precoce e tiveram resultados favoráveis. A prevenção primária do tabagismo, da dislipidemia e do excesso de peso deve ser promovida de forma mais agressiva na adolescência.

Tungsubutra, et al. (2007)) num estudo "Acute Coronary Syndrome in Young Adults: The Thai ACS Registry", verificou-se que o diagnóstico de alta no grupo jovem foi de enfarte do miocárdio com supradesnivelamento do segmento ST (STEMI) em 67%, enfarte do miocárdio sem supradesnivelamento do segmento ST (NSTEMI) em 20% e angina instável em 14%. Os doentes jovens tinham maior probabilidade de sofrer um STEMI do que os seus homólogos mais velhos. Os factores de risco como o consumo de tabaco e a história familiar foram mais frequentes nos doentes jovens, enquanto a diabetes e a hipertensão foram menos frequentes. É importante salientar que 66% dos doentes com idade inferior a 45 anos tinham antecedentes de consumo de tabaco. Nos doentes com STEMI, a terapêutica de reperfusão foi efectuada mais frequentemente nos doentes com idade inferior a 45 anos. Os pacientes mais jovens apresentaram menor mortalidade intra-hospitalar, menor incidência de insuficiência cardíaca congestiva e menor tempo de internação. Neste estudo, 5,8% dos pacientes com SCA têm menos de 45 anos de idade. A frequência dos factores de risco nos doentes jovens é diferente da dos doentes idosos. O tratamento atual e a modificação agressiva dos factores de risco são bastante bons e a mortalidade global é inferior nos adultos jovens com SCA em comparação com os seus homólogos mais velhos.

Shehab, et al. (2012), num estudo prospetivo intitulado "Gender Difference in Acute Coronary Syndrome in Arab Emirati Women- Implications for Clinical management" (Diferença de género na síndrome coronária aguda em mulheres árabes dos Emirados Árabes Unidos - implicações para a gestão clínica), afirmaram que existem diferenças de género em muitos aspectos da síndrome coronária aguda (SCA), incluindo a apresentação e o atraso no diagnóstico e no tratamento. Verificaram que as mulheres eram significativamente mais velhas (idade média: 64,0+12,4 anos para as mulheres e 50,9+10,6 anos para os homens), tinham mais frequentemente factores de risco cardíaco e eram significativamente menos tratadas com b-bloqueadores e terapia de reperfusão. A taxa de mortalidade ajustada das mulheres foi de 4,6% versus 1,2% nos homens. A insuficiência cardíaca foi maior nas mulheres do que nos homens (24,6% vs 12,5%).

Krotin, et al. (2010) no seu estudo "Gender Difference in Acute Coronary Syndrome in Serbia before Organized Primary PCI Network Service" analisam as diferenças de género nas caraterísticas, apresentação clínica e mortalidade intra-hospitalar precoce em doentes com síndrome coronária aguda (SCA) admitidos em unidades coronárias de 50 hospitais na Sérvia, durante um período de 12 meses. No estudo foram analisados 12.094 pacientes, 7.639 homens e 4.455 mulheres. As mulheres eram significativamente mais velhas do que os homens em todas as manifestações de SCA (p<0,001). Houve diferenças significativas na incidência de terapia fibrinolítica e insuficiência cardíaca (p<0,001) em favor das mulheres. As mulheres com angina instável e EAMSST tiveram maior mortalidade intra-hospitalar (2,4% vs. 1,7% e 9,0% vs. 7,1%, respetivamente), sem significado estatístico, enquanto que no EAMSST a diferença foi altamente significativa estatisticamente (16,1% em relação aos homens 10,1%). A mortalidade feminina foi significativamente superior à masculina, pelo que a terapêutica deverá ser mais agressiva.

3. MATERIAIS E MÉTODOS

Tipo de estudo:
Estudo prospetivo e observacional

Local de estudo:
O estudo foi efectuado no departamento de cardiologia do National Heart Foundation Hospital and Research Institute, Mirpur, Dhaka, Bangladesh.

Período de estudo:
agosto de 2012 a julho de 2013.

População do estudo:
A população do estudo foi constituída por doentes com síndroma coronária aguda, com idade inferior a 45 anos, admitidos no SNS&RI e que preenchiam os critérios de inclusão.

Técnica de amostragem:
Amostragem não aleatória de todos os pacientes consecutivos com idade <45 anos apresentados com SCA e submetidos a CAG que atendam aos critérios de inclusão e exclusão.

Tamanho da amostra:
Tendo em conta os critérios de inclusão e exclusão, foi incluído no estudo um total de 115 doentes de ambos os sexos, com idades inferiores a 45 anos, com SCA. A dimensão da amostra foi calculada utilizando a fórmula seguinte

$$n = \frac{p_1(1-p_1)+ p_2(1-p_2)}{(p_1-p_2)^2} \, (Z_\alpha + Z_\beta)^2$$

Dados prévios indicam que a frequência de DM é de 36,4% em homens vs. 60,2% em mulheres com SCA (Shehab, et al., 2012). Portanto, foram necessários 70 pacientes do sexo masculino e 70 pacientes do sexo feminino de <45 anos para rejeitar a hipótese nula de que as diferenças significativas desses grupos são iguais com probabilidade (poder) 0,8. A probabilidade de erro do tipo I associada a este teste desta hipótese nula é de 0,05 (za=1,96, z^=0,84). Foi utilizada a estatística do qui-quadrado não corrigido para avaliar esta hipótese nula.
- Devido à limitação de tempo e à baixa incidência de SCA em mulheres jovens <45 anos, foram selecionados 75 doentes do sexo masculino e 40 do sexo feminino.

Grupo de amostragem:
Tendo em conta os critérios de inclusão e exclusão, foram selecionados 115 doentes.
A população do estudo foi dividida em dois grupos com base no sexo.
Grupo I = Constituído por 75 pacientes do sexo masculino com SCA com idade <45 anos.
Grupo II=Consiste em 40 pacientes do sexo feminino com SCA com idade <45 anos.
A síndrome coronária aguda incluiu angina instável, enfarte agudo do miocárdio com supradesnivelamento do segmento ST (STEMI) e enfarte do miocárdio sem supradesnivelamento do segmento ST (NSTEMI).

Considerações éticas:
Antes do início deste estudo, o protocolo de investigação foi aprovado pelo comité de

análise institucional.

Inscrição de sujeitos:
Critérios de inclusão:
    Pacientes de ambos os sexos com SCA com idade <45 anos, submetidos a angiografia coronária.
Critérios de exclusão:
    Doente com doença cardíaca valvular associada.
    Doente com doença cardíaca congénita associada.
    Doente com cardiomiopatia associada.
    Doentes com doença concomitante extremamente grave (demência grave, doença maligna avançada, insuficiência renal grave, anemia grave).

Variáveis estudadas:
Variáveis demográficas:
    Idade
    Sexo
Perfil dos factores de risco:
    Fumar
    Consumo de tabaco sem fumo
    Hipertensão
    Diabetes mellitus
    Dislipidemia
    História familiar de DAC
    Pílula contraceptiva oral (PCO)
    Obesidade
    Toxicodependência
    Stress/depressão
    Inatividade física
    Consumo excessivo de alimentos gordos
Perfil clínico:
    Sintomas típicos - Dor torácica de tipo cardíaco
    Insuficiência cardíaca
    Apresentação atípica
Variáveis bioquímicas:
    Troponina I
    CKMB
    Perfil lipídico em jejum
    Açúcar no sangue
Variáveis ecocardiográficas:
    FEVE%
    RWMA
Variáveis angiográficas coronárias:
    Navio envolvido
    Local da lesão
    Percentagem de lesão
    Número de lesões

    Pontuação de Gensini
    Procedimento de revascularização

Complicações:
Dor torácica persistente Insuficiência cardíaca
Choque cardiogénico Arritmia Hemorragia Morte

Metodologia

Todos os doentes com idade inferior a 45 anos admitidos no departamento de cardiologia do National Heart Foundation Hospital & Research Institute, Dhaka, que preenchiam os critérios de inclusão, foram considerados como a população do estudo.
Foi recolhida uma história meticulosa relativamente aos sintomas (dor torácica, dispneia ou outros) e foi efectuado um exame clínico detalhado em cada doente.
Foram registados dados demográficos como a idade, o sexo, a altura (cm), o peso (kg) e o IMC (kg/m2). Os factores de risco foram registados para todos os doentes.
Foi colhida uma amostra de sangue para determinação da troponina I, CKMB, glicemia, Hb%, grupo sanguíneo, creatinina sérica, electrólitos séricos e perfil lipídico sérico em jejum. Foi efectuado um ECG de 12 derivações, ecocardiografia e radiografia do tórax.
Os doentes foram estratificados em 2 grupos de acordo com o sexo.
Após o angiograma coronário, os achados do vaso envolvido, local da lesão, % de estenose e escore de Gensini foram analisados entre os grupos.
Os doentes foram acompanhados durante todo o período de internamento até à alta hospitalar, tendo sido registada a ocorrência de complicações, caso existissem.

Recolha e análise de dados:
Os dados foram recolhidos num formulário de recolha de dados previamente concebido. Toda a análise foi efectuada com a ajuda do programa informático SPSS (Statistical programmed for social science) versão 16.0

4. OBSERVAÇÃO E RESULTADOS

Tabela I: Distribuição da idade entre os grupos de estudo (N=115)

	Male (n=75)		Female (n=40)		P value
Age	Mean	SD	Mean	SD	
	36.6	±4.8	39.0	±3.8	.008[S]

S = Significativo
* O teste t foi efectuado para medir o nível de significância.

A Tabela I mostra a distribuição da idade média entre os grupos de estudo. A média de idade no sexo masculino foi de 36,6±4,8 anos e a média de idade no sexo feminino foi de 39,0±3,8 anos. Houve diferença estatisticamente significativa entre os grupos em termos de idade (p<0,05).

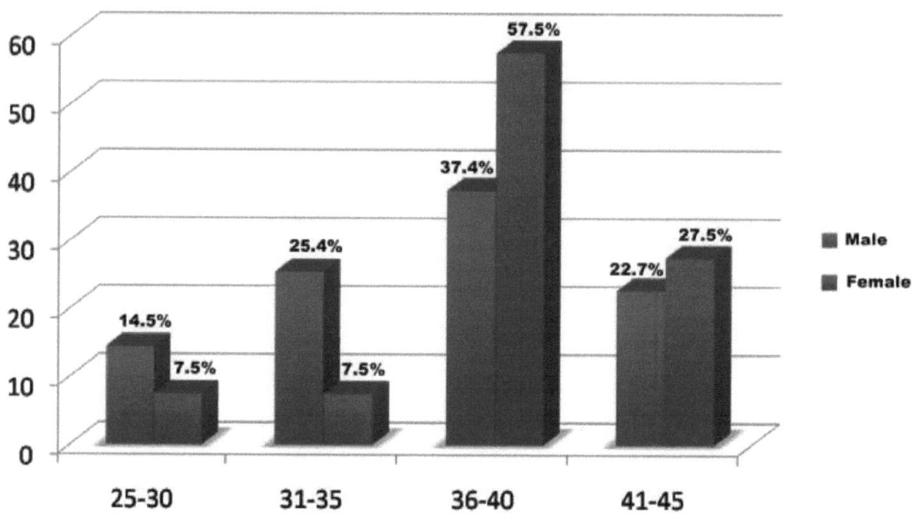

Figura I: Diagrama de barras mostrando a distribuição etária dos grupos de estudo (N=115)

A Figura I mostra a distribuição etária dos doentes estudados. Foi estudado um número total de 115 doentes, dos quais 75 do sexo masculino e 40 do sexo feminino. Os doentes foram divididos em quatro grupos etários. Verificou-se que a percentagem mais elevada se situava no grupo etário dos 36-40 anos (37,4% nos homens e 57,5% nas mulheres) e a mais baixa no grupo etário dos 25-30 anos (14,5% nos homens e 7,5% nas mulheres).

Tabela II: Apresentação clínica dos grupos de estudo (N=115)

Variable	Male (n=75)		Female (n=40)		p value*
	n	%	n	%	
Chest pain					
Present	70	93.3	30	75	.008^S
Absent	5	6.7	10	25	
Shortness of breath					
Present	9	12	7	17.5	.413^{NS}
Absent	66	88	33	82.5	
Atypical features					
Present	5	6.7	10	25	.008^S
Absent	70	93.3	30	75	

NS = Não significativo

S = Significativo

*Foi efectuado o teste do Qui-quadrado para medir o nível de significância.

A Tabela II mostra a apresentação clínica dos grupos de estudo durante a admissão. A dor torácica foi encontrada em 93,3% dos homens e 75% das mulheres, a falta de ar em 12% dos homens e 17,5% das mulheres e as caraterísticas atípicas (palpitação, dor nas costas, dor abdominal, sudorese, vómitos, pré-síncope) em 6,7% dos homens e 25% das mulheres. Houve diferença estatisticamente significativa entre os grupos em relação à dor torácica e às caraterísticas atípicas (p<0,05). Não houve diferença estatisticamente significativa entre os grupos em relação à falta de ar (p>0,05).

Tabela III: Distribuição dos principais factores de risco entre os grupos (N=115)

Risk factor	Male (n=75)		Female (n=40)		p value*
	nº	%	nº	%	
Smoking					
Current Smoker	43	57.3	0	0.0	.001[S]
Ex-smoker	8	10.6	2	5.0	
Non-smoker	24	32.0	38	95.0	
Hypertension					
Yes	26	34.7	22	55.0	.0047[S]
No	49	65.3	18	45.0	
Dyslipidaemia					
Yes	31	41.3	17	42.5	1.00[NS]
No	44	58.7	23	57.5	
Family H/O IHD					
Yes	25	33.3	17	42.5	.416[NS]
No	50	66.7	23	57.5	
Diabetes mellitus					
Yes	19	25.3	20	50.0	.013[S]
No	56	74.7	20	50.0	
Obesity					
Yes	33	44.0	19	47.5	.844[NS]
No	42	56.0	21	52.5	

nº= resposta múltipla
NS = Não significativo
S = Significativo
*Foi efectuado o teste do Qui-quadrado para medir o nível de significância

A Tabela III mostra a distribuição dos principais factores de risco entre os grupos. Os fumadores actuais, os ex-fumadores e os não fumadores foram 57,3%, 10,6% e 32%, respetivamente, nos homens e 0%, 5% e 95%, respetivamente, nas mulheres. A hipertensão arterial foi encontrada em 34,7% dos homens e 55% das mulheres. A dislipidemia foi encontrada em 41,3% dos homens e 42,5% das mulheres. A história familiar de DIC foi de 33,3% no sexo masculino e 42,5% no sexo feminino. A DM foi encontrada em 25,3% dos homens e 50% das mulheres. A obesidade foi encontrada em 44% dos homens e 47,5% das mulheres. Houve diferença estatisticamente significativa entre os grupos em relação ao tabagismo, hipertensão arterial e diabetes mellitus (p<0,05).

Tabela IV: Parâmetros hemodinâmicos dos grupos de estudo (N=115) durante a admissão em

Variable	Male (n=75)		Female (n=40)		p value*
	Mean±SD	Range	Mean±SD	Range	
Heart rate (beats/min)	82±18	60-145	85±14	56-115	.30[NS]
Systolic BP (mmHg)	115±20	70-180	121±21	80-160	.13[NS]
Diastolic BP (mmHg)	73±10	50-100	76±11	60-100	.17[NS]

NS = Não significativo
S = Significativo
* O teste t foi efectuado para medir o nível de significância.

A Tabela IV mostra os parâmetros hemodinâmicos dos pacientes do estudo durante a admissão. A frequência cardíaca média foi de 82±18 e 85±14 batimentos/minuto no sexo masculino e feminino, respetivamente. Não houve diferença estatisticamente significativa na frequência cardíaca média entre os grupos (p>0,05). A pressão arterial sistólica média foi de 115±20 e 121±21 mmHg nos homens e nas mulheres, respetivamente. A pressão arterial diastólica média foi de 73±10 e 76±11 mmHg nos homens e nas mulheres, respetivamente. Não houve diferença estatisticamente significativa na pressão arterial sistólica e diastólica média entre os grupos (p>0,05).

Tabela V: Diagnóstico clínico dos grupos de estudo (N=115)

Variable	Male (n=75)		Female (n=40)		p value*
	n	%	n	%	
Unstable angina	20	26.7	17	42.5	.097[NS]
NSTEMI	4	5.3	8	20.0	.023[S]
STEMI	51	68.0	15	37.5	.003[S]

NS = Não significativo

S = Significativo

*Foi efectuado o teste do Qui-quadrado para medir o nível de significância.

A Tabela V mostra o diagnóstico clínico dos pacientes estudados durante a admissão. A angina instável foi encontrada em 26,7% dos homens e 42,5% das mulheres, o IAMSST em 5,3% dos homens e 20% das mulheres e o IAMCSST em 68% dos homens e 37,5% das mulheres. Houve diferença estatisticamente significativa entre os grupos em relação ao IAMSST e IAMCSST (p<0,05). Não houve diferença estatisticamente significativa entre os grupos em relação à angina instável (p>0,05).

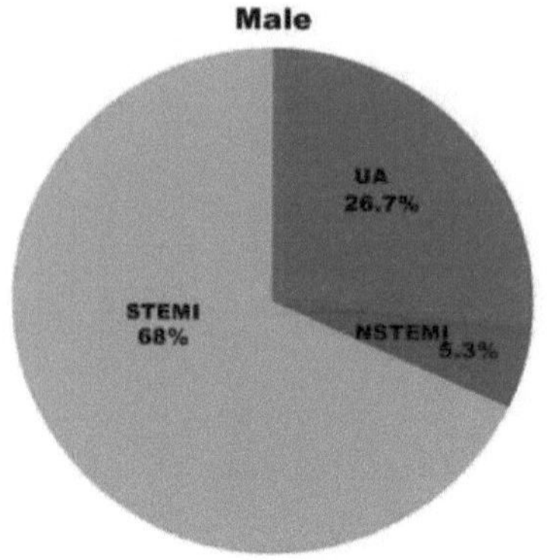

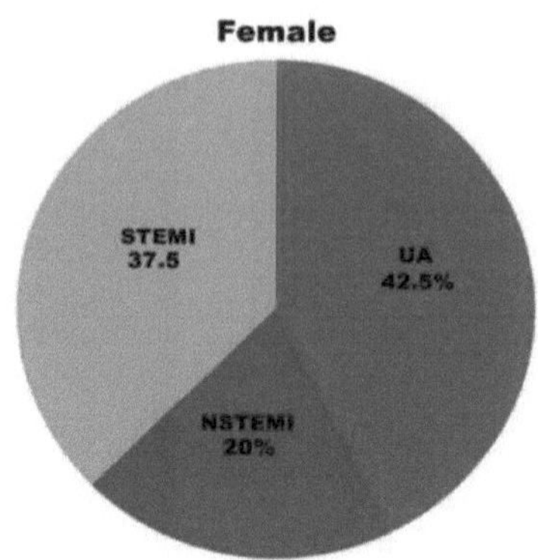

Figura II: Gráfico de pizza mostrando o diagnóstico clínico dos pacientes do estudo (N=115).

A Figura II mostra o diagnóstico clínico dos pacientes estudados durante a admissão. A angina instável foi encontrada em 26,7% dos homens e 42,5% das mulheres, o IAMSST em 5,3% dos homens e 20% das mulheres e o IAMCSST em 68% dos homens e 37,5% das mulheres.

Tabela VI: Distribuição da Troponina-I entre os grupos de estudo (N=115)

	Male (n=75)		Female (n=40)		P value*
	Mean	SD	Mean	SD	
Troponin I	21.7	±34.2	5.5	±8.0	.004[S]

S = Significativo
* O teste t foi efectuado para medir o nível de significância

A Tabela VI mostra a distribuição da Troponina I entre os grupos de estudo. A média de Troponina I no sexo masculino foi de 21,7±34,2 pg/ml e a média de Troponina I no sexo feminino foi de 5,5±8,0 pg/ml. Houve diferença estatisticamente significativa entre os grupos em termos de Troponina I (p<0,05)

Tabela VII: Distribuição da fração de ejeção média (FE) entre os grupos de estudo (N=115)

	Male (n=75)		Female (n=40)		P value*
	Mean	SD	Mean	SD	
Ejection Fraction	48.5	±10.0	57.7	±9.4	.001[S]

S = Significativo
* O teste t foi efectuado para medir o nível de significância

A Tabela VII mostra a distribuição da fração de ejeção média entre os grupos de estudo. A FE média no sexo masculino foi de 48,5±10,0% e a FE média no sexo feminino foi de 57,7±9,4%. Houve diferença estatisticamente significativa entre os grupos em termos de FE (p<0,05).

Tabela VIII: Distribuição dos grupos de estudo (N=115) por vasos envolvidos

Involved vessels	Male (n=75)		Female (n=40)		p value*
	n°	%	n°	%	
LMCA	2	2.7	7	17.5	.009ᔆ
LAD	57	75.7	28	70.0	.513ᴺˢ
LCX	32	43.2	17	42.7	1.00ᴺˢ
RCA	50	67.6	14	35.0	.001ᔆ

n°=Respostas múltiplas
NS = Não significativo
S = Significativo
*Foi efectuado o teste do Qui-quadrado para medir o nível de significância

A Tabela VIII mostra a distribuição dos pacientes do estudo por envolvimento da artéria coronária. 2,7% e 17,5% apresentavam doença do tronco da coronária esquerda no sexo masculino e feminino, respetivamente. 75,7% e 70% tinham doença na ADA, no sexo masculino e feminino, respetivamente. 43,2% e 42,7% apresentavam doença na artéria coronária esquerda, no sexo masculino e feminino, respetivamente. 67,6% e 35% tinham doença na ACD no sexo masculino e feminino, respetivamente. Houve uma diferença estatisticamente significativa no envolvimento da ACM e da ACD entre os grupos (p<0,05).

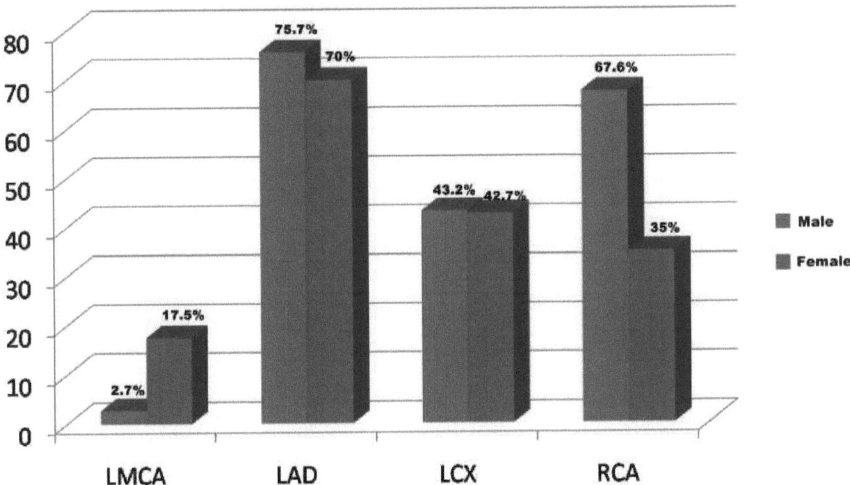

Figura-III: Diagrama de barras mostrando a distribuição dos pacientes do estudo por vasos envolvidos (N=115)

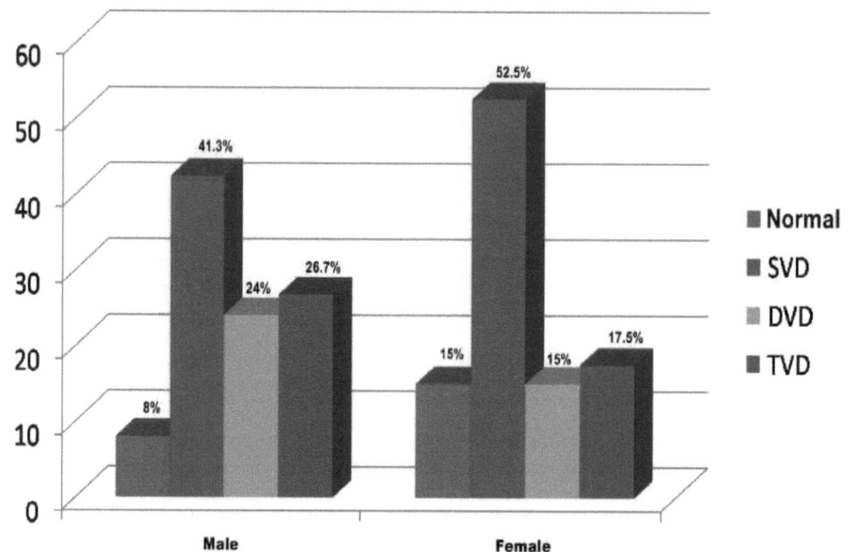

Figura III: Diagrama de barras com a análise comparativa do número de navios envolvimento entre grupos (N=115)

A Figura III mostra o número de vasos acometidos entre os grupos estudados. As coronárias normais foram encontradas em 8% no sexo masculino e 15% no sexo feminino, a DVS foi encontrada em 41,3% no sexo masculino e 52,5% no sexo feminino, a DVD foi encontrada em 24% no sexo masculino e 15% no sexo feminino, a DVT foi encontrada em 26,7% no sexo masculino e 17,5% no sexo feminino.

Tabela IX: Distribuição da Pontuação de Gensini entre os grupos de estudo (N=115)

	Male (n=75)		Female (n=40)		p value*
	Mean	SD	Mean	SD	
Gensini Score	44.8	±32.2	±38.9	26.9	.322[NS]

NS = Não significativo
* O teste t foi efectuado para medir o nível de significância

A Tabela IX mostra a distribuição do escore de Gensini entre os pacientes do estudo. A pontuação média no sexo masculino foi de 44,8±32,2 e a pontuação média no sexo feminino foi de 38,9±26,9. Não houve diferença estatisticamente significativa entre os grupos em termos de escore de Gensini (p>0,05).

Tabela X: Distribuição dos grupos de estudo (N=115) por complicações intra-hospitalares graves.

Complications	Male (n=75)		Female (n=40)		p value*
	nº	%	nº	%	
Persistent chest pain	5	6.7	3	7.5	1.000[NS]
Heart failure	5	6.7	8	20.0	.059[NS]
Cardiogenic shock	15	20.0	5	12.5	.440[NS]
Arrhythmias	3	4.0	4	10.0	.235[NS]
Bleeding	5	6.7	7	17.5	.107[NS]
Death	3	4.0	1	2.5	1.000[NS]

nº=Respostas múltiplas
NS = Não significativo
S = Significativo
*Foi efectuado o teste do Qui-quadrado para medir o nível de significância

A Tabela X mostra a distribuição dos pacientes do estudo segundo as principais complicações intra-hospitalares. Verificou-se que 6,7% e 7,5% tinham dor torácica persistente nos homens e nas mulheres, respetivamente. A insuficiência cardíaca foi registada em 6,7% dos homens e em 20% das mulheres. O choque cardiogénico foi encontrado em 20% dos homens e 12,5% das mulheres. Relativamente às arritmias (bloqueio cardíaco, taquicardia ou bradiarritmias), verificou-se 4% no sexo masculino e 10% no sexo feminino. 6,7% no sexo masculino e 17,5% no sexo feminino apresentaram sangramento. 3 (4%) doentes do sexo masculino e 1 (2,5%) doente do sexo feminino morreram durante o período de estudo. A insuficiência cardíaca e as complicações hemorrágicas são muito mais frequentes no sexo feminino e o choque cardiogénico é mais frequente no sexo masculino. No entanto, não se registou uma diferença estatisticamente significativa entre os grupos em termos das diferentes complicações (p>0,05).

5. DISCUSSÃO

A maioria dos SCA ocorre em indivíduos com idade superior a 45 anos. No entanto, 5-10% dos enfartes do miocárdio (IM) ocorrem em doentes mais jovens. Embora as SCA em doentes mais jovens estejam geralmente associadas a um prognóstico favorável, o fardo pessoal e social da doença coronária prematura é substancial (Tungsubutra, et al., 2007). Verificou-se que as mulheres e os homens com síndromes coronárias agudas (SCA) têm perfis clínicos e apresentações diferentes. Os seus factores de risco variam em diferentes países. Na maioria dos estudos, o tabagismo é o fator de risco mais prevalente em doentes jovens. A história familiar positiva de DAC tem sido importante em alguns estudos. Em alguns estudos, a hipertrigliceridemia, o LDL.C elevado e o fibrinogénio elevado são factores de risco coronário significativos e independentes em doentes jovens. (Soltani MH, et al., 2005). Os factores de estilo de vida diferem, sendo as mulheres menos activas e menos propensas a consumir tabaco ou álcool e tendo recebido menos educação do que os homens. A presença de diabetes mellitus conferiu um risco acrescido maior nas mulheres do que nos homens. (Carolyn, et al., 2012).

Este foi um estudo observacional prospetivo e foi conduzido para ver a diferença de género em doentes jovens (<45 anos) com síndrome coronária aguda. Considerando os critérios de inclusão e exclusão, foi estudado um número total de 115 doentes, incluindo 75 do sexo masculino no grupo I e 40 do sexo feminino no grupo II. Este estudo observou uma diferença acentuada entre os grupos de estudo em termos de idade, caraterísticas de apresentação, factores de risco, extensão da doença, envolvimento coronário e complicações.

Os doentes foram divididos em quatro grupos etários. Verificou-se que a percentagem mais elevada se situava no grupo etário dos 36-40 anos (37,4% nos homens e 57,5% nas mulheres) e a mais baixa no grupo etário dos 25-30 anos (14,5% nos homens e 7,5% nas mulheres). Vários estudos demonstraram que, em qualquer grupo etário, as mulheres com síndromes isquémicos agudos tendem a ser mais velhas do que os homens. Hochman, et al. (1999) também verificaram que as mulheres com síndromes isquémicos agudos tendem a ser mais velhas do que os homens. No presente estudo, a média de idades dos homens foi de 36,6±4,8 anos e a média de idades das mulheres foi de 39,0±3,8 anos, o que está de acordo com estudos anteriores.

Egred, Viswanathan e Davis (2005), no seu estudo, descobriram que a apresentação clínica do enfarte agudo do miocárdio em adultos jovens difere da dos seus homólogos mais velhos. A apresentação clássica de agravamento da angina que culmina em enfarte é rara em doentes mais jovens. Numa série de doentes que tiveram o seu enfarte com menos de 45 anos de idade, 69% negaram qualquer história de dor torácica anterior ao enfarte. Akhter, et al. (2009) e Shehab, et al. (2012) afirmaram que as mulheres apresentam caraterísticas atípicas com muito mais frequência do que os homens. Esta diferença na apresentação da SCA foi também demonstrada pelo estudo Global Use of Strategies to Open Occluded Coronary Arteries in Acute Coronary Syndromes (GUSTO) IIb. Neste estudo, a dor torácica foi a queixa mais comum em ambos os grupos, tendo sido encontrada em 93,3% dos homens e em 75% das mulheres. A falta de ar foi encontrada em 12% dos homens e 17,5% das mulheres. Uma percentagem significativa de mulheres apresentava caraterísticas atípicas (palpitações, dores nas costas, dores abdominais, suores, vómitos, pré-síncope), tendo sido observada em 6,7% dos homens e em 25% das mulheres. Estes resultados são consistentes com o estudo efectuado por Schoenenberger, et al. (2011).

Os factores de risco para o desenvolvimento de SCA nos jovens são, em certa medida, diferentes dos mais velhos e variam significativamente entre homens e mulheres. Tungsubutra, et al. (2007) observaram que o tabagismo era um importante fator de risco cardiovascular que estava inversamente relacionado com a idade. Até 66% dos pacientes jovens apresentados relataram uma história de tabagismo. Vários estudos encontraram uma taxa extremamente alta de uso de tabaco entre pacientes jovens com IAM, variando de 70% a > 90%. Uma pesquisa recente em Bangladesh (Haque, et al., 2010) descobriu que o tabagismo era o fator de risco mais comum (64%) em pacientes jovens. A diabetes e a hiperlipidemia também estão frequentemente presentes em doentes jovens com DAC. Nas mulheres, a diabetes pode ter um papel mais importante do que nos homens. A hipertensão (72,72%) e a DM (27,27%) foram muito mais elevadas nos doentes jovens do sexo feminino.

Considerando os principais factores de risco neste estudo, o tabagismo foi o fator de risco mais comum no sexo masculino. O fumador atual, o ex-fumador e o não fumador foram encontrados em 57,3%, 10,6% e 32%, respetivamente, no sexo masculino. Nas mulheres, nenhuma era fumadora atual, mas 5% eram ex-fumadoras. 2,7% dos homens e 7,7% das mulheres têm antecedentes de consumo de tabaco sem combustão (por exemplo, jarda, sada pata, gul, etc.). A hipertensão arterial foi registada em 34,7% dos homens e em 55% das mulheres. A dislipidemia foi registada em 41,3% dos homens e 42,5% das mulheres. A história familiar de doença cardíaca isquémica foi encontrada em 33,3% dos homens e 42,5% das mulheres. A diabetes mellitus foi registada em 25,3% dos homens e em 50% das mulheres. A obesidade foi encontrada em 44% dos homens e 47,5% das mulheres. A hipertensão arterial e a diabetes mellitus foram significativamente mais elevadas no sexo feminino. A análise de outros factores de risco revelou que 22% das mulheres tomavam pílula contraceptiva oral (PCO), 5,3% dos homens e nenhuma das mulheres tinha antecedentes de abuso de drogas, especialmente cocaína. Num estudo recente (Schoenenberger, et al., 2011) também se afirmou que o abuso de cocaína parece ser um agente causal relevante em doentes mais jovens.

Não houve diferenças significativas entre os grupos considerando os parâmetros hemodinâmicos durante a admissão. A frequência cardíaca média foi de 82±18 e 85±14 batimentos/minuto no sexo masculino e feminino, respetivamente. A pressão arterial sistólica média foi de 115±20 e 121±21 mmHg em homens e mulheres, respetivamente. A pressão arterial diastólica média foi de 73±10 e 76±11 mmHg no sexo masculino e feminino, respetivamente.

Vários estudos concluíram que as mulheres mais jovens apresentam menos elevação de ST e mais angina instável (Akhter, et al., 2009; Rosengren, et al., 2004). Neste estudo, a angina instável foi diagnosticada em 26,7% dos homens e 42,5% das mulheres, o NSTEMI foi diagnosticado em 5,3% dos homens e 20% das mulheres e o STEMI foi diagnosticado em 68% dos homens e 37,5% das mulheres. A angina instável foi o diagnóstico mais comum no sexo feminino e o IAMCST foi o diagnóstico mais comum no sexo masculino, o que corrobora outros estudos anteriores. A média de Troponina I no sexo masculino foi de 21,7±34,2 pg/ml e no sexo feminino de 5,5±8,0 pg/ml. A média de EF no sexo masculino foi de 48,5±10,0% e no sexo feminino foi de 57,7±9,4%. As mulheres apresentaram menor dano miocárdico e menor comprometimento da função sistólica do VE

Conti et al. (2002), no seu estudo, verificaram que as mulheres tinham o dobro de angiografias coronárias normais do que os homens (17,3% e 8,5%, respetivamente). A maioria dos seus doentes de ambos os sexos apresentava doença de um só vaso nas artérias coronárias. O padrão de envolvimento coronário no nosso estudo foi, no sexo masculino 2,7% e no sexo feminino 17,5% tinham doença do tronco da coronária esquerda. 75,7% e 70,0% tinham doença na ADA no sexo masculino e feminino, respetivamente. 43,2% e 42,7% apresentavam doença na CD, no sexo masculino e feminino, respetivamente. 67,6% e 35,0% tinham doença na CD, no sexo masculino e feminino, respetivamente. O envolvimento do tronco da coronária esquerda foi significativamente maior no sexo feminino e o envolvimento da coronária direita foi significativamente maior no sexo masculino. Os doentes que apresentavam doença do tronco da coronária esquerda tinham maioritariamente diabetes não controlada

(55,6%) e dislipidemia (66,7%). Dos 7 doentes do sexo feminino com doença do tronco da coronária esquerda, 4 tinham antecedentes de toma de OCP. Em 55,6% dos casos, tinha sido diagnosticada angina instável.

Neste estudo, foram encontradas coronárias normais (ausência de lesão ou lesão insignificante) em 8% dos homens e 15% das mulheres. A SVD foi a lesão mais comum em ambos os sexos, o que é consistente com um estudo anterior (Kanitz, et al.), seguida da TVD e da DVD. Num estudo recente realizado no Bangladesh (Haque, et al., 2010), verificou-se que a SVD era a entidade mais comum e que a DAE era o vaso mais frequentemente envolvido. Neste estudo, a SVD foi encontrada em 41,3% dos homens e 52,5% das mulheres, a DVD foi encontrada em 24% dos homens e 15% das mulheres e a TVD foi encontrada em 26,7% dos homens e 17,5% das mulheres. Considerando o "Gensini Score", as mulheres apresentaram lesões coronárias relativamente menos graves em comparação com os homens. A pontuação média no sexo masculino foi de 44,8±32,2 e a pontuação média no sexo feminino foi de 38,9±26,9.
O desfecho da SCA de início jovem variou de estudo para estudo. Shehab, et al. (2012) afirmaram que as mulheres tinham maior probabilidade de sofrer insuficiência cardíaca, acidente vascular cerebral, choque cardiogénico e isquemia recorrente durante o internamento. Hochman, et al. (1999) afirmam que as mulheres têm mais insuficiência cardíaca durante o internamento e que a taxa de hemorragia moderada ou grave é mais elevada entre as mulheres, independentemente do tipo de síndrome coronária na apresentação. Akhter, et al. (2009) descobriram que a disfunção diastólica era um grande componente da apresentação de insuficiência cardíaca em mulheres com SCA As mulheres mais jovens demonstraram ter taxas mais elevadas de morte durante a hospitalização quando comparadas com homens da mesma idade. Após o ajuste para a confusão, as mulheres continuaram a estar associadas a taxas significativamente mais elevadas de vários resultados adversos, incluindo a presença de ICC, choque cardiogénico e quaisquer eventos vasculares.

Relativamente ao desfecho, os resultados foram concordantes com os poucos estudos anteriores que reportaram resultados sobre MACE. Neste estudo, verificou-se que 6,7% e 7,5% tinham dor torácica persistente nos homens e nas mulheres, respetivamente. A insuficiência cardíaca foi encontrada em 6,7% dos homens e 20% das mulheres. O choque cardiogénico foi encontrado em 20% dos homens e 12,5% das mulheres. Relativamente às arritmias, verificou-se 4% no sexo masculino e 10% no sexo feminino. Os episódios hemorrágicos, como hemorragia gengival/nasal, hemorragia no local da cânula I/V, hematúria, hemoptise ou hematoma após a CAG, registaram-se em 6,7% dos homens e 17,5% das mulheres. A insuficiência cardíaca e as complicações hemorrágicas são muito mais frequentes no sexo feminino e o choque cardiogénico é mais frequente no sexo masculino.

Conti, et al. (2002), no seu estudo, verificaram que as mulheres jovens tinham uma taxa de mortalidade mais elevada do que os homens jovens. A maior mortalidade entre as mulheres tem sido relacionada com o facto de serem mais velhas e terem uma maior prevalência de comorbilidades, como a hipertensão arterial sistémica e a diabetes mellitus, em comparação com os homens. Alguns autores, no entanto, consideram o sexo feminino como um preditor independente de mortalidade.

Soltani, et al. (2005) encontraram que a taxa de mortalidade geral intra-hospitalar foi baixa em pacientes jovens com IAM. A taxa de mortalidade intra-hospitalar foi de 1,2% nos jovens do sexo masculino vs. 9,1% nas jovens do sexo feminino. Akhter, et al. (2009) após ajuste de risco utilizando toda a população de SCA, não houve diferença nas taxas de mortalidade entre homens e mulheres. Neste estudo não houve diferença significativa entre os grupos em termos de taxa de mortalidade. 3 (4%) pacientes do sexo masculino e 1 (2,5%) paciente do sexo feminino morreram durante a internação hospitalar. Todos os 4 pacientes foram diagnosticados como IAMCSST com função ventricular esquerda ruim variando de 34 a

40%. TVD foi encontrada em 3 pacientes e DVD foi encontrada em 1 paciente. O escore de Gensini foi alto em todos os casos, variando de 80 a 136. Todos os 4 pacientes estavam em choque cardiogénico, 3 tinham insuficiência cardíaca e 2 tinham arritmias ventriculares.

6. RESUMO

O estudo foi realizado no National Heart Foundation Hospital and Research Institute (NHF & RI) durante o período de agosto de 2012 a julho de 2013. Um total de 115 pacientes apresentados com síndrome coronariana aguda com idade <45 anos foram selecionados e agrupados como grupo-I (masculino, n = 75) e grupo-II (feminino, n = 40). Todos os pacientes foram avaliados clinicamente e submetidos a angiografia coronária (CAG).

A idade média no sexo masculino foi de 36,6±4,8 anos e a idade média no sexo feminino foi de 39±3,8 anos. A dor torácica foi mais frequente no sexo masculino (93,3%) e no sexo feminino (75%), a falta de ar foi observada em 12% dos homens e 17,5% das mulheres e as caraterísticas atípicas (palpitações, dores nas costas, dores abdominais, suores, vómitos, pré-síncope) foram mais frequentes no sexo feminino (25%).

Entre os factores de risco convencionais, verificou-se que 57,3% dos homens eram fumadores actuais e 5% das mulheres eram ex-fumadoras. A hipertensão arterial foi registada em 34,7% dos homens e em 55% das mulheres. A dislipidemia foi encontrada em 41,3% dos homens e 42,5% das mulheres. A história familiar de doença cardíaca isquémica foi de 33,3% no sexo masculino e de 42,5% no sexo feminino. A diabetes mellitus foi registada em 25,3% dos homens e em 50% das mulheres. A obesidade foi encontrada em 44% dos homens e 47,5% das mulheres. O tabagismo é o fator de risco mais comum nos homens e a hipertensão e a diabetes são os factores de risco mais comuns nas mulheres. Não existem diferenças significativas em relação a outros factores de risco convencionais.

Relativamente aos parâmetros hemodinâmicos, a frequência cardíaca média foi de 82±18 e 85±14 batimentos/minuto nos homens e nas mulheres, respetivamente. A pressão arterial sistólica média foi de 115±20 e 121±21 mmHg nos homens e nas mulheres, respetivamente. A pressão arterial diastólica média foi de 73±10 e 76±11 mmHg nos homens e nas mulheres, respetivamente. Não se registaram diferenças estatisticamente significativas nos parâmetros hemodinâmicos durante a admissão.

A angina instável foi o diagnóstico mais comum no sexo feminino, sendo encontrada em 26,7% dos homens e 42,5% das mulheres. O IAMCST foi o diagnóstico mais comum no sexo masculino, sendo encontrado em 68% dos homens e 37,5% das mulheres. A FE média no sexo masculino foi de 48,5±10,0% e a FE média no sexo feminino foi de 57,7±9,4%.
Considerando a artéria coronária envolvida, a doença do tronco da coronária esquerda foi mais comum no sexo feminino e foi de 17,5% enquanto que no sexo masculino foi de 2,7%. A lesão mais comum foi na ADA, com 75,7% e 70% nos homens e mulheres, respetivamente, seguida pela CD, com 67,6% e 35% nos homens e mulheres, respetivamente. Não há diferença significativa do escore de Gensini entre os pacientes do estudo. A pontuação média no sexo masculino foi de 44,8±32,2 anos e a pontuação média no sexo feminino foi de 38,9±26,9. Foram encontradas coronárias normais em 8% dos doentes do sexo masculino e em 15% dos doentes do sexo feminino. O envolvimento de um único vaso foi o mais comum e foi encontrado em 41,3% dos homens e 52,5% das mulheres, seguido de TVD e foi encontrado em 26,7% dos homens e 17,5% das mulheres.

Relativamente às complicações, a dor torácica persistente foi encontrada em percentagem quase semelhante nos homens e nas mulheres. Mas a insuficiência cardíaca e as complicações hemorrágicas foram mais frequentes no sexo feminino. 3 doentes do sexo masculino e 1 doente do sexo feminino morreram entre os indivíduos inscritos durante o período do estudo.

LIMITAÇÕES DO ESTUDO

Embora o resultado deste estudo seja estatisticamente significativo, existem alguns factores limitadores importantes que podem afetar os resultados.

- Tratou-se de um estudo num único centro.
- O tamanho da amostra era pequeno.
- Todos os pacientes com SCA não foram submetidos a angiografia coronária.
- O acompanhamento foi efectuado apenas durante o internamento hospitalar.

CONCLUSÃO

Embora a síndrome coronária aguda seja, felizmente, uma entidade pouco frequente em adultos jovens, constitui um desafio importante tanto para o doente como para o seu médico assistente. Tem um efeito devastador na vida mais ativa dos doentes jovens. Nestes doentes jovens, o perfil dos factores de risco, o padrão de obstrução das artérias coronárias e as complicações são também diferentes entre homens e mulheres. O tabagismo é o fator de risco mais alarmante nos jovens do sexo masculino e a diabetes e a hipertensão nas jovens do sexo feminino. As mulheres jovens apresentam uma doença significativa do tronco da artéria coronária esquerda, especialmente nas diabéticas e dislipidémicas. A identificação dos factores de risco, o diagnóstico precoce e a gestão são cruciais para a prevenção primária e secundária em doentes jovens com doença coronária. A adoção e aplicação de novos conhecimentos relativos às diferenças entre os sexos conduzirá, esperamos, a uma melhoria dos resultados.

BIBLIOGRAFIA

Painel de Tratamento de Adultos III, 2001. Executive Summary of The Third Report of The National Cholesterol Education Program (NCEP) Expert Panel on Detection, Evaluation, and Treatment of High Blood Cholesterol In Adults (Adult Treatment Panel III). *Jornal da Associação Médica Americana,* 285(19), pp.2486-97.

Akhter,N., Beland.S.M., Roe,M.T., Piana,R.N., Kao,J., Shroff,A., 2009. Gender differences among patient with acute coronary syndromes undergoing percutaneous coronary intervention in the American College of Cardiology-National Cardiovascular Data Registry (ACC-NCDR). *American Heart Journal,*157,pp.141-8.

Associação Americana de Diabetes, 2013. Padrões de Cuidados Médicos em Diabetes-2013. *Diabetes Care,* 36(Suplemento 1), pp.s4-10.

Anderson,R.D., Pepine,C.J., 2007. Diferenças de género no tratamento do enfarte agudo do miocárdio: Bias or Biology? *Circulation,*115,pp.823-26.

Antman, E. M., Braunwald, E., 2008. Infarto do miocárdio com elevação de ST: Patologia. Fisiopatologia e caraterísticas clínicas. In: Libby, P., Bonnow, R. O., Mann, D. L., Zipes, D. P. eds. *Braunwald's Heart disease.* Phiiadelphia : Saunders, pp. 1207-11.

Austin, M. A., Hokanson, J. E., 1998. Hypertriglyceridemia as a Cardiovascular Risk Fator. *Am J Cardiol ,* 81(4A), pp. 7B-12B

Biter, S ., Kern, M. J., 1999. Dados angiográficos. In : Kern, M. j, ed.The cardiac Catheterization Handbook.Mosby, Stylus, Missouri, USA,pp. 224-247.

Carolyn,S.P., William,C., 2012. Sexo e risco cardiovascular. As mulheres estão em vantagem ou os homens em desvantagem? *Circulation,* 126, pp.913-15.

Cannon, C.P., Battler, A., Brindis,R.G., Cox,J.L., Ellis,S.G., Every,N.R., Flaherty,J.T., Harrington, R.A., Krumholz, H.M., Simoons, M.L., Werf, F.J., Weintraub, W.S., Mitchell, K.R., Morrisson, S.L., Brindis, R.G., Anderson, H.V., Cannom, D.S., Chitwood, W.R., Cigarroa, J.E., Collins-Nakai, R.L., Ellis, S.G., Gibbons, R.J., Grover, F.L., Heidenreich, P.A., Khandheria, B.K., Knoebel, S.b., Krumholz, H.L., Malenka, D.J., Mark, D.B., Mckay, C.R., Passamani, E.R., Radford, M.J., Riner, R.N., Schwartz, J.B., Shaw, R.E., Shemin, R.J., Fossen, D.V., Verrier, E.D. e Watkins, M.W., 2001. ACC CLINICAL DATA STANDARDS American College of Cardiology Key Data Elements and Definitions for Measuring the Clinical Management and Outcomes of Patients With Acute Coronary Syndromes: A Report of the American College of Cardiology Task Force on Clinical Data Standards (Acute Coronary Syndromes Writing Committee). *Jornal do Colégio Americano de Cardiologia,* 38(7), pp.2114-30.

Chakraborty,B., Zaman,F., Sharma,A.K.,2009. Combating coronary artery disease in South Asia- What is special? *Bangladesh. J Cardio.l,* 1(2), pp.88-90.

Chobanian, A. V., Bakris, J. I., Black H.A.R., 2003. O sétimo relatório do comité nacional conjunto para a prevenção, deteção e tratamento da hipertensão arterial. *JAMA ,*289, pp. 2590-72.

Collins, R., Macmahon, S., 1994. Blood pressure and anti hypertensive drug treatment and the risk of stroke and of coronary heart disease. *Br Med Bull ,* 50, pp. 272-98.

Conti, R.A.S., Solimene,M.C., Luz, P.L.D., Benjo,A.M., Neto, P.A.L., Ramires, J.A.F., 2002. Comparação entre Jovens do Sexo Masculino e Feminino com Infarto Agudo do Miocárdio. *Arq Bras Cardiol,* 79,pp.518-25.

Course, J. R., Thompson, C. J., 1993. Uma avaliação dos métodos de imagiologia e quantificação da estenose do lúmen coronário e carotídeo e da aterosclerose. *Circulation,* 87(3), pp. 17-33.

Danesh, J., Collins, R., Peto, R.,2000. Lipoprotein(A) and coronary heart disease ,Meta analysis of prospective studies . *Circulation,* 102, pp. 1082-5

Diamond, J., Davis,m., Krishnan,s., Jackson,E.,2012. Mulheres Jovens com Eventos de Síndrome Coronária Aguda: Are All Women The Same? *JACC,*59(13)-Abstract Egred,M., Viswanathan,G., Davis,

G.K., 2005.Myocardial infarction in young adults. *Postgrad Med J*,81,741 -45.

Fletcher, G. F., Balady, G., Blair, S. N., 1996. Statement on exercise : benefits and recommendations for physical activity programs for all Americans ,A statement for health professionals by the committee on exercise and cardiac rehabilitation of the council on clinical cardiology , American Heart Association. *Circulation* , 94, pp. 857-62.

Gibson, C. M., Schomig, M., 2004.Coronary and Myocardial Angiography: Angiographic Assessment of Both Epicardial and Myocardial Perfusion. *Circulation,* 109, pp. 30963105.

Gupta, R., Gupta, V. P., 1996. Meta-análise da prevalência de doenças coronárias na Índia. *Indian Heart Journal,* 48(3), pp. 241-45.

Gurm, H.S., Topol, E.J., 2005. O ECG na síndrome coronária aguda: novos truques de um cão velho. *Heart,* 91,p. 851.

Haque, A. F. M. S., Siddiqui, A. R., Rahman, S. M. M., Iqbal, S. A.,Fatema, N. N., Khan, Z., 2010.Acute Coronary Syndrome in the Young -Risk Factors and Angiographic Pattern. *Cardiovascular Journal,* 2(2), pp. 175-78.

Haffner,S. M., Letotus, S., Ronnemaa, T., 1998. Mortalidade por doença coronária em indivíduos com diabetes tipo dois e em indivíduos não diabéticos com e sem enfarte do miocárdio prévio. *N Eng J Med,* 339, pp. 229-34.

Hochman, J.S., Tamis, J.E., Thompson, T.D., Weaver,W.D., White,H.D., Werf., F.V., Aylward,P., Topol, E.J., Califf,R.M., 1999. Sex, clinical presentation and outcome in patients with acute coronary syndromes. *The New England Journal of Medicine,* 341 ,pp.226- 31.

Huang, I H , Qiao,S.B., Xu, B., Li,J.J., Chen,J., Liu, H.B., Yang,Y.J., Yao, M., Wu, Y.J., Yuan,J.Q., Qin, X.W., Wu,Y., Dai, J., You,S.J., Hu, F.H., Ma,W.H., Qian,J., Zhang,P., Dou, K.F., Chen, J.L., ZJ Chen,Z.J., Gao, R.L., 2010. Caraterísticas clínicas e comparação de resultados entre pacientes jovens (<ou= 45 anos) do sexo feminino e masculino com doença arterial coronária submetidos a intervenção coronária percutânea. *Revista chinesa de doenças cardiovasculares,* 38(3), pp.248-51.

Hudson, M.P., Cohen, M.G., Maynard, C., Patterson, J., Campbell, P.T., Kruse, K., Wagner, G.S., 2002. Comparação electrocardiográfica do salvamento do miocárdio com revascularização primária versus trombólise no enfarte do miocárdio inferior. *Journal of Electrocardiology*, 35(1), pp. 11-18.

Idris,m., Aznal,S.S., Chin,S.P., Ahmed,W.A.W.,Rosman,A., Jeyaindran, S., Ismail,O., Zambahari,R., Sim,K.H., 2011.Acute coronary syndrome in women of reproductive gae. International Journal of Women's Health, 3,pp375-80.

Islam, M. N., Ali, M. A., Ali, M.,2004. Espectro das doenças cardiovasculares: o cenário atual no Bangladesh. *Bangladesh H eart Journal*, 19(1), pp. 1-7.

Islam, M. e Majumder, A.A.S., 2013. Doença arterial coronária no Bangladesh: A review. *Indian Heart Journal,* 65, pp.424-35.

Jha , p., Ranson, M. K., Nguyen, S. N., Yach, D., 2002. Estimates of global and regional smoking prevalence in 1995, by age and sex. *Am J Public Health,* 92, pp.1002.

Jneid, H., Anderson, J.L., Wright, R.S., Adams, C.D., Bridges, C.R., Casey, D.E., Ettinger, S.M., Fesmire, F.M., Ganiats T.G., Lincoff, A.M., Peterson, E.D., Philippides, G.J., Therou, P., Wenger, N.K X., e Zidar, J.P., 2013. Atualização focada no ACCF / AHA 2012 incorporada às diretrizes do ACCF / AHA 2007 para o tratamento de pacientes com angina instável / infarto do miocárdio sem elevação do ST: A Report of the American College of Cardiology Foundation/American Heart Association Task Force on Practice Guidelines. *Circulation,* 127, pp.e663-828.

Kantiz,M.G., Giovannucci S.J., Jones,J.S., Mott,M., 1995. Infarto do Miocárdio em Adultos Jovens: Factores de risco e caraterísticas clínicas. *The Journal of Emergency Medicine,14,* pp.139-45.

Khandakar, M. R., Ahsan, R., Haque, M. J., 2010. Estatuto socioeconómico e risco de doença coronária (CHD) numa comunidade urbana do norte do Bangladesh. *Dinajpur Med Col J* , 3 (2), pp. 67-75.

Kim, M. Y., Park, C. H., Lee, J. A., Song, J. H., Park, S. H., 2002. Papillary Muscle Rupture after Acute Myocardial Infarction-The Importance of Transgastric View of TEE (Rutura do Músculo Papilar após

Infarto Agudo do Miocárdio - A Importância da Visão Transgástrica do ETE). The *Korean Journal of Internal Medicine,* 17(4), pp. 274-77.

Kim, M.C., Kini, A.S. e Fuster, V., 2011. Definições de Síndromes Coronárias Agudas. In: V. Fuster, R.A Walsh e R.A Harrington, eds. 2011.*Hurst's The Heart.* 13th ed. New York: McGraw-Hill, pp.1287-95.

Klein, L. W., Nathan, S., 2003. Doença da Artéria Coronária em Adultos Jovens . JACC ,41(4), pp. 529-31.

Kloner , R. A., 2006. Podemos desencadear uma síndrome coronária aguda? *Heart,* 92, pp. 1009.

Kumar, N., Sharma,S., Mohan,B., Beri,A., Aslam,N., Sood,N., Wander,G.S., 2008. Clinical and Angiographic Profile of Patients Presenting with First Acute Myocardial Infarction in a Tertiary Care Center in Northern India. *Indian Heart Journal,*60,pp.210- 14.

Laslett, L. J., Alagona, P., Clark, B. A., Drozda, J. P., Saldivar, F., Wilson, S. R., Poe, C., Hart, M., 2012. O Ambiente Mundial das Doenças Cardiovasculares: Prevalence, Diagnosis, Therapy, and Policy Issues A Report From the American College of Cardiology. *JACC,* 60 Suppl S (25), pp. S1-S49.

Lavie, C. J., Milani,R. J., Ventura, H. O., 2009, Obesidade e Doença Cardiovascular Fator de Risco, Paradoxo e Impacto da Perda de Peso .J Am Coll Cardiol ,53(21) , pp. 1925-32.

Levy, D., Garrison, R. J., Savag, D. D., 1990. Implicações prognósticas do ecocardiograma determinado pela massa do VE no estudo de Framingham. *N Eng J Med* ,322, pp. 1501-66.

Mackay, J. e Mensah, G. A., 2004.*The atlas of heart disease and stroke.* Genebra: Organização Mundial de Saúde.

Malouf, J. F., Edwards, W. D., Tajik, A. J., Seward, J. B., 2008. Anatomia Funcional do Coração. In: V. Fuster, R. A. O' Rourke, R.A. Walsh,P.Poole-Wilson eds.Hurst's The Heart. Nova Iorque: Mcgraw - Hill, pp. 70-72.

Malek, A. M., Alper, S. L., Izumo, S., 1999. Haemodynamic shear and stress and its role in atherosclerosis. *JAMA,* 282, P. 2035.

Mortoza, A.S.M., 2009. *Perfil Angiográfico Coronariano em Pacientes Jovens de Infarto Agudo do Miocárdio.* Tese de Doutoramento (Cardiologia). National Heart Foundation Hospital & Research Institute, Dhaka.

Nygend, O., Nordrehang, J. E., Rafsum , H., 1997. Plasma homocystein level and mortality in patients with coronary artery disease (Nível de homocisteína no plasma e mortalidade em pacientes com doença arterial coronária). *N Eng J Med*, 337, pp. 230-6.

Pelter, M. M., Al-Zaiti, S. S., Carey, M. J.,2011. Dominância da artéria coronária. *Am J Crit Care,* 20, PP. 401-402.

Peto, R., Lopez, A. D., Boreham, J., Thun, M., Heath Jr, C., Doll, R., 1994. Mortality from smoking worldwide . *Br Med Bul* ,2 (1), PP. 12-21.

Pilote,L., Karp,I., 2012. GENESIS-PRAXY (Determinantes genéticos e sexuais das doenças cardiovasculares: From bench to beyond-Premature Acute Coronary SYndrome). *American Heart Journal,* 163, pp.741-46.

Poirier, P., Giles, T. D., Bray, G. A., Hong, Y., Stern, J. S., Pi-Sunyer, J., Eckel, R. H., 2006. Obesidade e Doença Cardiovascular: Pathophysiology,Evaluation, and Effect of Weight Loss. *Circulation,* 113, pp. 898-18.

Rosengren, A., Wallentin, L., Gitt, A.K., Behar,S., Battler,A., Hasdai,D., 2004. Sex, age, and clinical presentation of acute coronary syndromes. *European Heart Journal,* 25, pp.663-70.

Scheuner, M. T., Whitworth, W. C .,, McGruder, H., Yoon, P. W., Khoury, M. J.,2006. Expandindo a definição de uma história familiar positiva para doença cardíaca coronária de início precoce. Genet Med ,8(8), pp. 491-01.

Schoenenberger, A.W., Radovanovic, D., Stauffer, J.C., Windecker, S., Urban, P., Niedermaier, G., Keller, P.F., Gutzwiller,F., Erne, P., 2011. Síndrome coronária aguda em pacientes jovens: Prrsentation, treatment and outcome. *Jornal Internacional de Cardiologia,* 148, pp.300-4.

Shehab,A., Yasin,J., Hashim, M.J., Dabbagh, B.A., Mahmeed, W.A., Bustani,N., Agrawal, A., Yusufali, A., Wassef, A., Alnaeemi, A., 2012. Diferenças de género na Síndrome Coronária Aguda em mulheres árabes dos Emirados - Implicações para a gestão clínica. *Angiologia*, 64(1), pp.9-14.

Shiraki,T., Saito,D.,2011. Diferença de sexo na mortalidade intra-hospitalar em pacientes com enfarte agudo do miocárdio, *Ata Medica Okayama*, 65(5), pp.307-14.

Soltani, M.H., Sard, M., Rafee, M., Imami, Motafakker, M., Andishmand,A., Nemayandeh, M., 2005. Acute Myocardial Infarction in the Young. *Iranian Heart Journal*, 6(1,2),pp.52-4.

Thom,T., Haase, N., Rosamond, W., Howard, V. J., Rumsfeld, J., Manoli ., Zhi-Jie Zheng, Z-J., Flegal, K., O'Donnell, K., Kittner, S., Jones, D. L., Goff, Jr, D. C., Hong, Y.,
2006. Heart Disease and Stroke Statistics--2006 Update: A Report From the American Heart Association Statistics Committee and Stroke Statistics Subcommittee. *Circulation*, 113, pp. e 85- 151.

Tungsubutra, W., Tresukosol, D., buddhari, W., Boonsom, W., sanguanwang,S., Srichaiveth,B., 2007. Acute Coronary syndrome in Young adults: The Thai ACS Registry. *J Med Assoc Thai*, 90, pp.81-90.

Organização Mundial de Saúde, 2002. Relatório sobre a saúde no mundo 2002: reduzir os riscos e promover uma vida saudável. Genebra : OMS.

Organização Mundial de Saúde , 2006. Estatísticas Mundiais de Saúde 2006: 1-80. [pdf]Genebra: Organização Mundial de Saúde.Disponível em   :<   http:// www.who.int/whostat2006.pdf>[Acedido em 28 de outubro de 2013].

Yang, E. H., Gresh, B. J., O' Rourke , R. A., 2008. Infarto do Miocárdio com Elevação do Segmento ST. Em: V. Fuster, R. A. O' Rourke, R.A. Walsh, P. Poole-Wilson eds. *Hurst's The Heart*. Nova Iorque: McGraw-Hill, pp. 1375-95.

Zaman, M. M., Ahmed, J., Choudhury, S. R., Numan, S. M., Parvin, K., Islam, M. S.,
2007. Prevalence of Ischemic Heart Disease in a Rural population of Bangladesh (Prevalência de doença cardíaca isquémica numa população rural do Bangladesh). *Indian Heart Journal*, 59(3), pp. 164-71

Apêndice I

<u>FORMULÁRIO DE RECOLHA DE DADOS</u>

Serial
No....................

<u>Particulars of the patients:</u>
Name: ....Reg.
No...
Age :......................Sex:.........................Occupation :..............................
....
Address...
....Contact
No..
Date of adm.:.....................Date of CAG :.....................Date of D/C...................
<u>Clinical Presentation:</u>
     Chest pain:
     Shortness of breath:
     Atypical features:
<u>Risk factors:</u>
     Smoking...................Current/Recent/Former/Never
     Smokeless tobacco use-
     Hypertension ....Yes / No
     Diabetes ....Yes / No
     Dyslipidaemia ....Yes / No
     Family H/O IHD...........Yes / No
     Obesity ....Yes / No; Wt .... kg, Height ....cm, BMI ....
kg/m^2
     OCP.......... Yes / No
     Drug abuse.......... Yes / No
     Stress/depression.......... Yes / No
     Sedentary life style.......... Yes / No
     Excessive fatty food.......... Yes / No
<u>Examination: (On admission)</u>
Pulse:...BP:...
Heart:...Lungs:...
<u>Clinical Diagnosis:</u>
<u>Co-morbid condition:</u> CKD / Br. Asthma / COPD / PAD/Others-
<u>Investigations:</u>
Blood sugar: ....; HbA1C............; Hb%.................; Blood
group.........................
Bl. Urea : .... mg% ; S.Creatinine : .... mg%
S. Electrolytes : ...Na......................K.........................Cl.............................
CK-MB : .... U/L   Troponin I : .... ngm/ml
Fasting lipid profile :
Total cholesterol ....mg% LDL .... mg%
HDL .... mg% Triglyceride .... mg%

42

ECG:

Eco..: RWMA- .... EF: ....

Achados angiográficos coronários:

Involved vessel	Site of lesion	% of lesion	Type of lesion	TIMI flow
Left Main				
LAD				
LCx				
RCA				
Other branches				
Gensini Score				
Recommendation				

Acompanhamento de eventos cardiovasculares:

Parameter	Yes	No
Persistent chest pain		
Heart failure		
Cardiogenic shock		
Arrhythmia		
Heart block		
Reinfarction		
CAG related complication		
Death		

Apêndice-II
Conclusões do CAG: Pontuação de Gensini

Involved Vessel	Site of lesion	Points	% of lesion	Points	Gensini Score
Left Main		5	1-25 % 26-50% 51-75% 76-90% 91-99% 100%	1 2 4 8 16 32	
LCX	Proximal Mid Distal OM$_1$ OM$_2$ OM$_3$	2.5 1 1 0.5 0.5 0.5	1-25 % 26-50% 51-75% 76-90% 91-99% 100%	1 2 4 8 16 32	
LAD	Proximal Mid Distal Branch(D)	2.5 1.5 1 0.5	1-25 % 26-50% 51-75% 76-90% 91-99% 100%	1 2 4 8 16 32	
RCA	Proximal Mid Distal	1 1 1	1-25 % 26-50% 51-75% 76-90% 91-99% 100%	1 2 4 8 16 32	
Total Score-					

Apêndice-III
FLUXOGRAMA DO ESTUDO

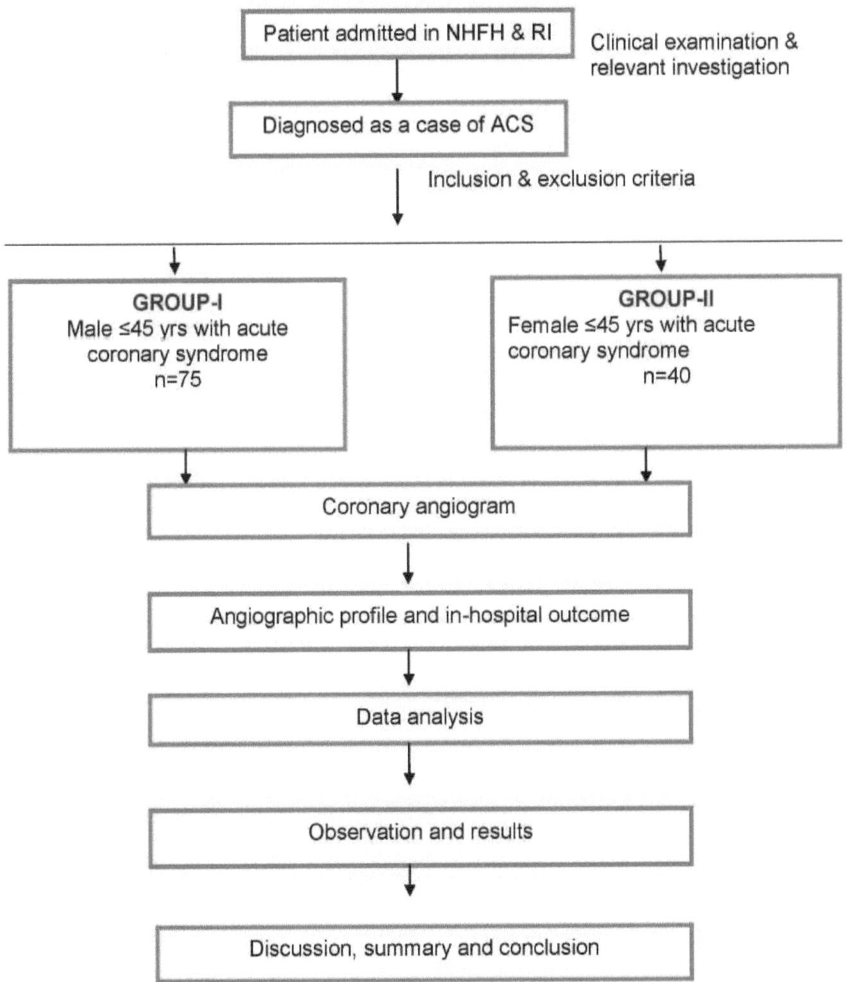

Apêndice-IV
DEFINIÇÕES OPERACIONAIS

SÍNDROME CORONÁRIA AGUDA (Achar, et al., 2005)

A síndrome coronária aguda engloba um espetro de doenças das artérias coronárias, incluindo angina instável, enfarte do miocárdio com elevação do segmento ST (STEMI; frequentemente referido como "enfarte do miocárdio com onda Q") e enfarte do miocárdio sem elevação do segmento ST (NSTEMI; frequentemente referido como "enfarte do miocárdio sem onda Q"). O termo "síndrome coronária aguda" é útil porque a apresentação inicial e o tratamento precoce da angina instável, do STEMI e do NSTEMI são frequentemente semelhantes.

INFARÇÃO MIOCARDIAL AGUDA (Thygesen, et al., 2007):

Definição universal de enfarte do miocárdio:

Deteção da subida e/ou descida de biomarcadores cardíacos (de preferência troponina) com pelo menos um valor acima do percentil 99th do limite superior de referência (URL) com pelo menos um dos seguintes -

- Sintomas de isquémia
- Alterações no ECG indicativas de nova isquémia (nova alteração ST-T ou novo LBBB)
- Desenvolvimento de onda Q patológica no ECG
- Evidência imagiológica de nova perda de miocárdio viável ou de anomalia regional do movimento da parede.

INSUFICIÊNCIA CARDÍACA (classificação NYHA)

> Classe I: Sem limitação da atividade funcional.
> Classe II: ligeira limitação da atividade funcional.
> Classe III: Limitação acentuada da atividade funcional.
> Classe IV: Incapacidade de realizar qualquer atividade funcional.

DIABETES MELLITUS (DIRECTRIZES DA ASSOCIAÇÃO AMERICANA DE DIABÉTICOS, 2016):

A diabetes mellitus é definida por A1C >6,5% ou glucose plasmática em jejum igual ou superior a 7,0 mmol/L, ou uma glucose plasmática aleatória ou pós-prandial igual ou superior a 11,1 mmol/L ou um teste oral de tolerância à glucose anormal.

HIPERTENSÃO (Cannon et al., 2001):

A HIPERTENSÃO É DOCUMENTADA POR:

1. História de hipertensão diagnosticada e tratada com medicação, dieta e/ou exercício.
2. PA >140 mm Hg sistólica ou 90 mm Hg diastólica em 2 ou mais ocasiões.
3. Utilização atual de terapêutica farmacológica anti-hipertensiva.

CHOQUE CARDIOGÉNICO (Cannon et al., 2001):

Os critérios clínicos do choque cardiogénico são

1. Hipotensão (PAS< 90 mm Hg durante pelo menos 30 minutos, exceto se for tratada com inotrópicos).
2. Hipoperfusão de órgãos terminais (extremidades frias ou débito urinário <30 ml/hora).

46

3. Uma frequência cardíaca de > 100 bpm.

FUMAR (Cannon et al., 2001):
História que confirma o consumo de cigarros no passado.
As categorias são as seguintes
1. Atual: Fumar cigarros no período de 1 mês antes desta admissão.
2. Recente: Deixou de fumar cigarros entre 1 mês e 1 ano antes desta admissão.
3. Antigo: Deixou de fumar cigarros há mais de 1 ano antes desta admissão.
4. Nunca: Nunca fumou cigarros.

HISTÓRIA FAMILIAR DE DAC (Cannon et al., 2001):
Qualquer parente de sangue direto (pais, irmãos, filhos) que tenha tido qualquer uma das seguintes doenças com menos de 55 anos de idade:
1. Angina,
2. MI, e/ou
3. Morte cardíaca súbita sem causa aparente.

DISLIPIDEMIA (DIRECTRIZES ATP III, 2002):
História de dislipidemia diagnosticada e/ou tratada por um médico.
Colesterol LDL>130 ....mg/dl
Colesterol total>200 .... mg/dl
Colesterol HDL<40 .... mg/dl
Triglicéridos séricos>150 ..... mg/dl

gravidade da doença da artéria coronária (Gennsini, 1983):
A gravidade da doença arterial coronária será estudada e documentada pela **pontuação de Gensini**.
Este classifica o estreitamento do lúmen da artéria coronária e classifica-o como
> 1 para um estreitamento de 1-25%,
> 2 para uma redução de 26-50%,
> 4 para 51-75%,
> 8 para 76-90%,
> 16 para 91-99% e
> 32 para 100%, uma artéria completamente ocluída.

Esta pontuação é depois multiplicada por um fator de acordo com a importância da artéria coronária. O fator de multiplicação para uma lesão do tronco comum esquerdo (TCE) é 5, é 2,5 para lesões da artéria descendente anterior proximal (DAE) e da artéria circunflexa proximal (CX), 1,5 para uma lesão da DAE média, e 1 para lesões da DAE distal, da CX média/distal e da artéria coronária direita. O fator de multiplicação para qualquer outro ramo é de 0,5

APÊNDICE-V
ABREVIATURAS

- ACS   : Acute coronary syndrome
- AMI   : Acute myocardial infarction
- BMI   : Body mass index
- BP   : Blood Pressure
- CAD   : Coronary artery disease
- CAG   : Coronary angiogram
- CHB   : Complete heart block
- CVD   : Cerebro Vascular Disease
- DM   : Diabetes Mellitus
- DVD   : Double Vessel Disease
- ECG   : Electrocardiogram
- EF   : Ejection fraction
- HDL   : High density lipoprotein
- HTN   : Hypertension
- IHD   : Ischemic heart disease
- LAD   : Left anterior descending artery
- LCx   : Left circumflex artery
- LDL   : Low density lipoprotein
- LMCA   : Left main coronary artery
- NSTEMI   : Non ST elevation myocardial infarction
- OCP   : Oral contraceptive pill
- PCI   : Percutaneous coronary intervention
- RCA   : Right coronary artery
- STEMI   : ST elevation myocardial infarction
- SOB   : Shortness of breath
- SVD   : Single vessel disease
- TG   : Triglyceride
- TIMI   : Thrombolysis in myocardial infarction
- TVD   : Triple vessel disease
- UA   : Unstable angina

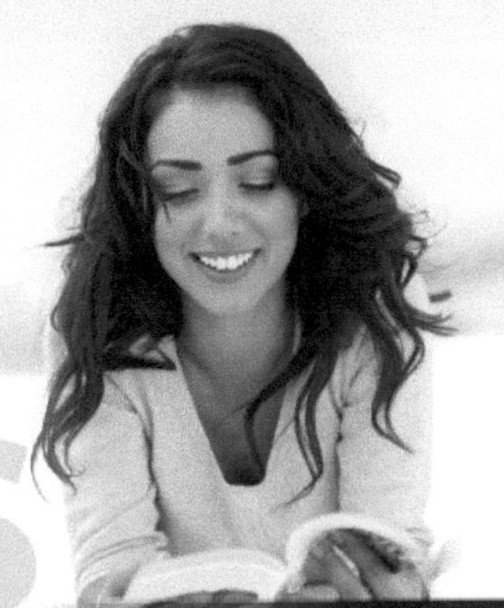

yes
I want morebooks!

Buy your books fast and straightforward online - at one of world's fastest growing online book stores! Environmentally sound due to Print-on-Demand technologies.

Buy your books online at
www.morebooks.shop

Compre os seus livros mais rápido e diretamente na internet, em uma das livrarias on-line com o maior crescimento no mundo! Produção que protege o meio ambiente através das tecnologias de impressão sob demanda.

Compre os seus livros on-line em
www.morebooks.shop

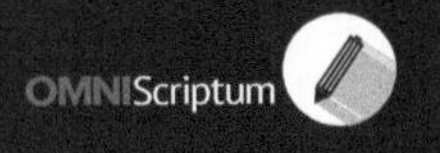

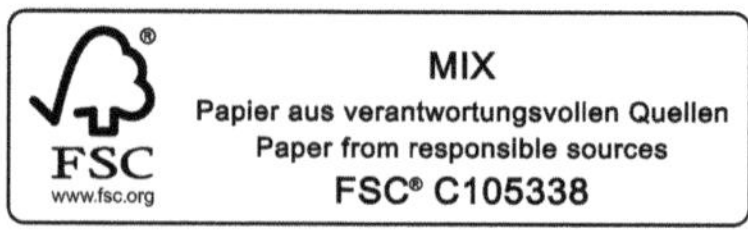

Printed by Books on Demand GmbH, Norderstedt / Germany